予防医療の名医が教える

美と健康のシリカ

沼田光生
医師

現代書林

Message

シリカは健康で美しくなるために不可欠なミネラルです

美容や健康に良いと話題のミネラル「シリカ」

最近、シリカが含まれたミネラルウォーターの広告などをよく目にするようになりました。

私は予防医療を実践する診療所の院長を務めています。予防医療では、ミネラルの摂取は大事なポイントです。実はシリカが不足すると、生活習慣病につながることが懸念されています。ですから、シリカを含めたミネラルに皆さんが関心を持つのは、大変有意義なことだと思っています。

予防医療ではミネラルの摂取を重視

予防医療とは、病気にならないように健康な体づくりを行うことです。健康を維持するための指導を行い、若々しさを保つためのアドバイスをします。アンチエイジングも予防医療のカテゴリーに入ると、私は考えています。

健康を維持するには、たんぱく質や炭水化物、脂質、ビタミンだけでなく、ミネラルも摂らないといけません。しかし、農薬や化学肥料を使う農業が世界的に普及して、現代社会では食材自体に含まれるミネラルが減少し、ほとんどの人がミネラル不足になっています。

シリカの健康効果と美容効果に期待

シリカには、骨を丈夫にして骨粗しょう症を予防し、血管の弾力性を保って動脈硬化や脳梗塞などを防ぐといった健康効果があります。また、血行が良くなることで弾力のある美肌やツヤツヤの髪になるなど、美容効果も期待できます。

予防医学は正しい知識と主体性が重要

予防医療においては、患者本人が主体性を持って取り組むことが大事です。食事や運動についてアドバイスしても、本人が日々の暮らしの中で実行しなければ成果が出ません。ミネラルの摂取についても、正しい知識をもって実践することが必要です。

シリカも知識をもった上で毎日の生活の中で摂取

シリカは最近になって脚光を浴びたため、"美容にも健康にも良い"というイメージだけを抱いている人が多いように感じます。本書でシリカについての知識をもっていただき、毎日の生活の中でシリカの摂取を実行してほしいと願っています。

シリカが美容にいいって知っていましたか？

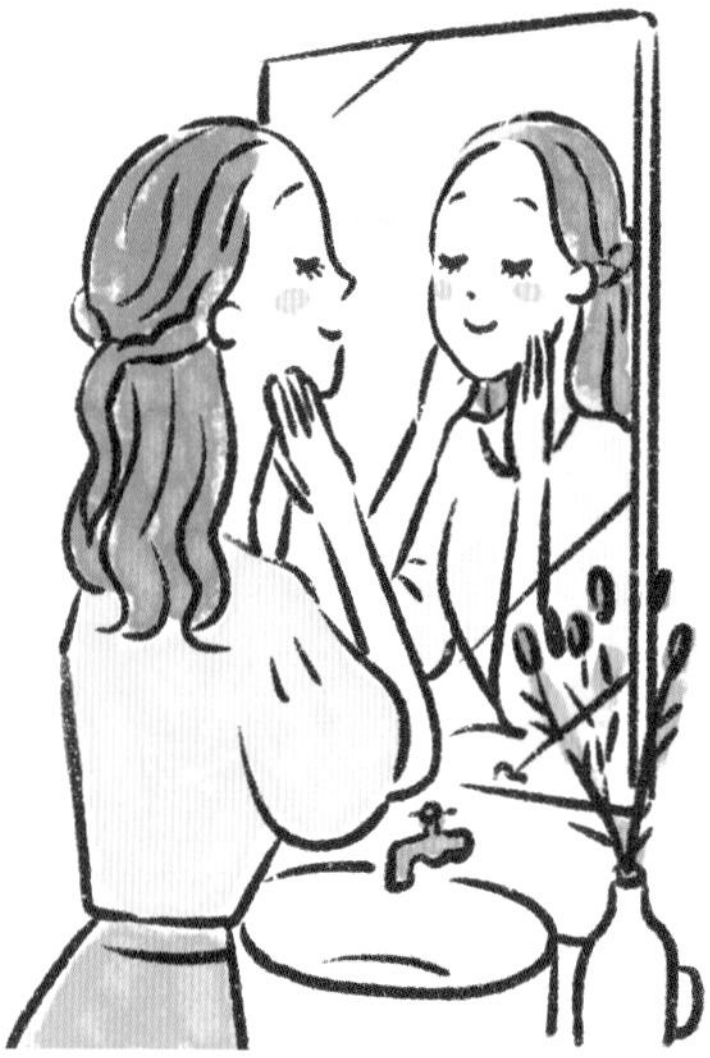

アンチエイジングの味方

体内で生まれる過剰な活性酸素は、体を酸化させてさび付かせ、老化を進行させる原因の一つになります。シリカには活性酸素と結び付いて安定させる、強い抗酸化作用があります。体のさび付きを防止して若さをキープしてくれます。

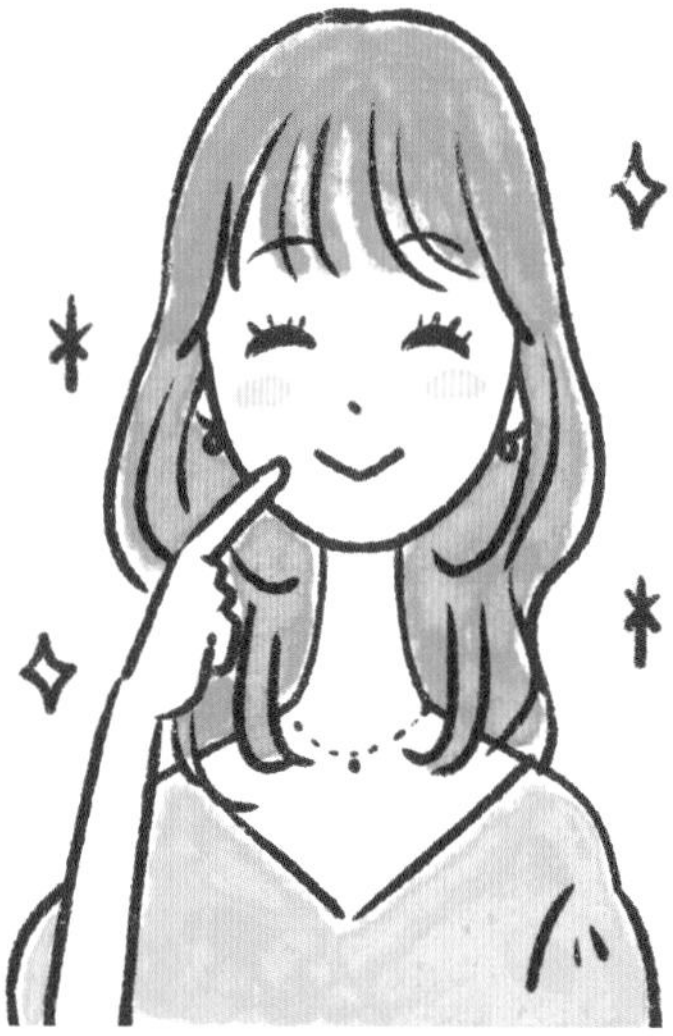

ぷるぷるの美肌に！

柔らかくてモチッとした、すべすべの肌になりたい！

そんな願いをサポートしてくれるのがシリカです。シリカの補給で、みずみずしく、ハリのある皮膚を保つのに重要なヒアルロン酸の産生量が高まり、弾力のあるぷるぷるの美肌が期待できます。

ツヤツヤ、サラサラの美髪を手に入れる

パサパサな髪は、実際の年齢よりも老けて見えがちです。根本的な解決は頭皮の血行を良くすること。シリカの摂取で頭皮の血行を改善し、艶やかでサラサラの髪を手に入れることができるでしょう。

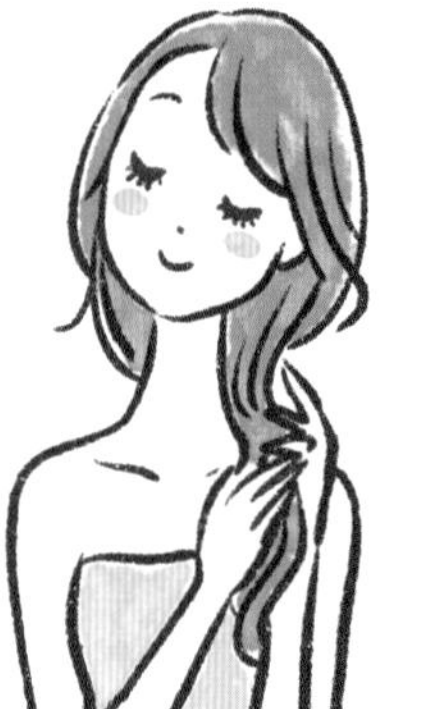

もちろん健康にもいいんです！

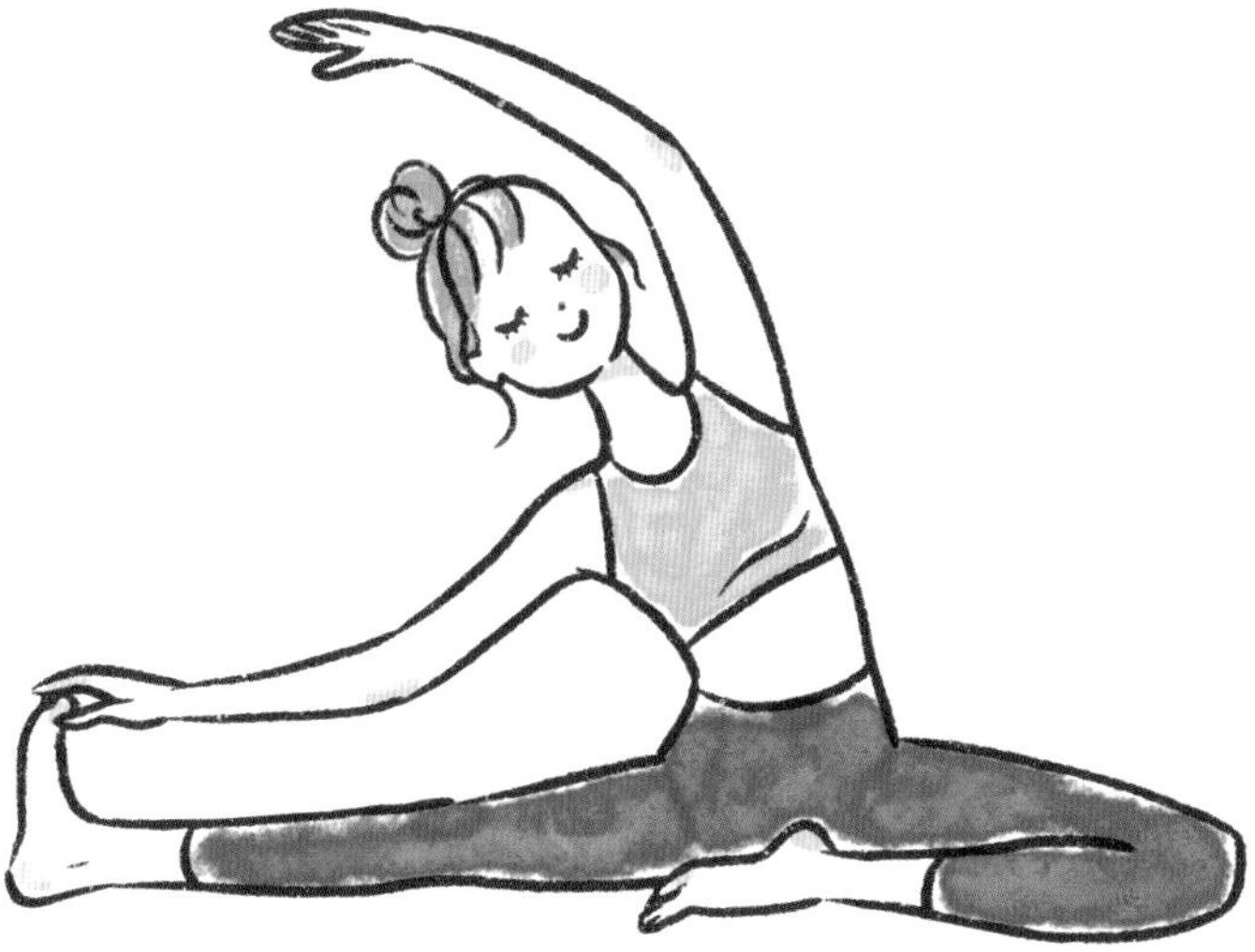

骨を丈夫にして骨粗しょう症を予防

骨粗しょう症になると骨がスカスカになり、骨折しやすくなります。シリカには骨を形成するコラーゲンとカルシウムを結び付ける働きがあり、シリカの摂取によって骨密度の高い丈夫な骨がつくられます。

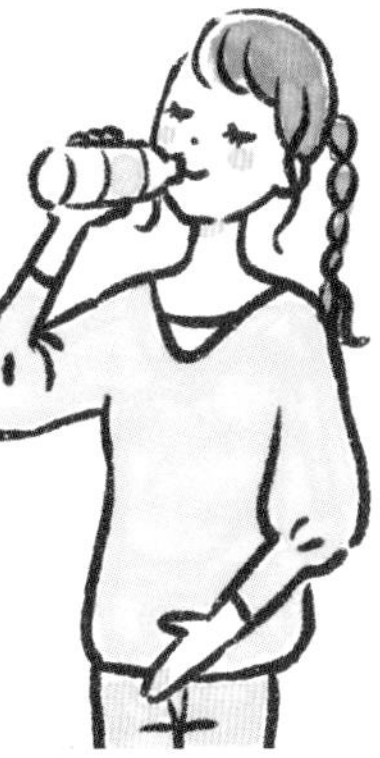

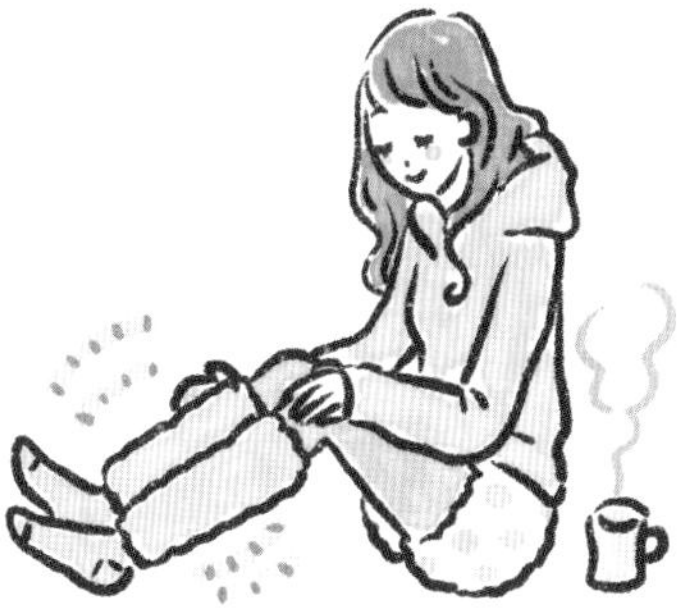

肩こりや冷え性を改善

肩こりや冷えの主な原因は血行不良です。シリカには血管を柔軟に保つ働きや血管を弛緩させて、血流を改善する効果があります。血行が良くなれば、筋肉が柔軟性を取り戻し、疲労物質が排出され、肩こり解消につながり、冷え性も改善が期待できます。

生活習慣病の予防効果も期待できる

脂っこい食事や運動不足が続くと、プラークや血栓ができ、脳梗塞などを引き起こす原因になります。シリカには血管を柔らかく保ち、血管を弛緩させて血流量を増やす働きがあり、プラークを分解して排出。シリカの摂取で、これらの生活習慣病の予防効果が期待できます。

そもそもシリカってどんなものか知っていますか？

シリカは地殻に多く存在するミネラル

シリカとは、ケイ素という元素と酸素が結び付いた二酸化ケイ素のことです。ケイ素は地球上で酸素の次に多く存在する元素で、ミネラルの一種です。水素が海の水として存在しているように、シリカは地殻に溶け込んでいます。

体内のシリカは加齢とともに減少

シリカは私たちの体内にも存在しています。人体の0・026％しかありませんが、筋肉や血液、骨、リンパ節、歯、血管、毛髪、皮膚など全身の組織に存在して、重要な役割を果たしているのです。シリカは体内ではつくり出せず、しかも年齢とともに減っていき、40歳までに半減するというデータもあります。食品などからシリカを積極的に摂取しなければなりません。

伝統的な自然療法が盛んなドイツでは、シリカのサプリメントは栄養補助食品として人気があり、日常的に使用されているそうです。

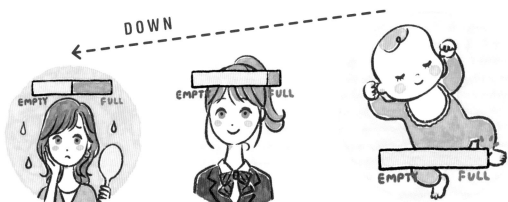

海外セレブや美容家が愛用するミネラルです

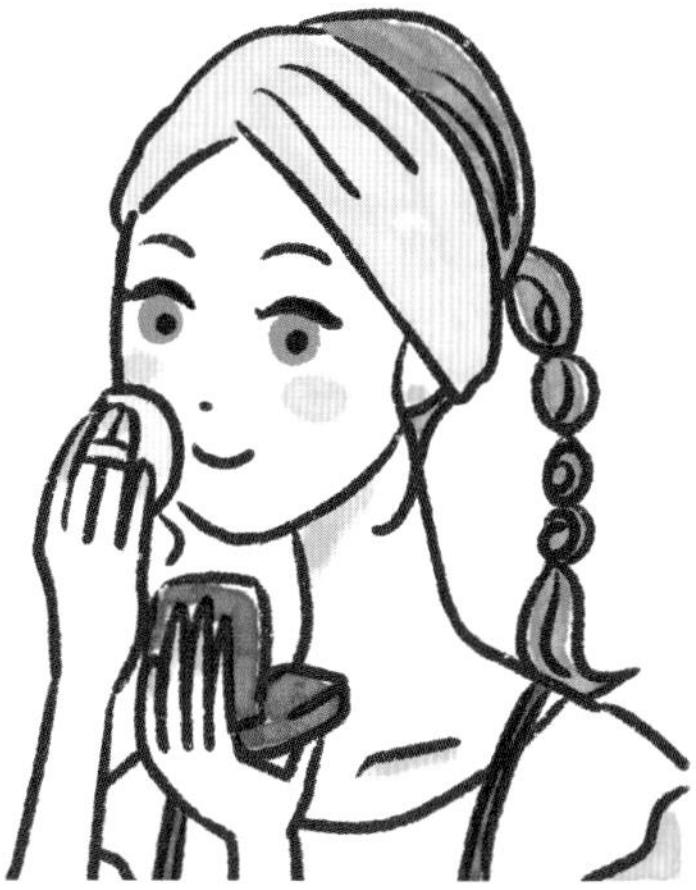

高級化粧品にも使われているシリカ

シリカはシラノール（ケイ素誘導体）という名称で、肌の弾力を回復する効果を狙い、シャネルやランコムなど海外の高級化粧品に使われています。

また、タラソテラピーなどで行われるクレイパックは、海底や湖底などに堆積した泥を使用します。泥にはシリカを含む豊富なミネラルがあり、その美容効果が期待されているのです。

美容のスペシャリストにシリカ水が人気

いちはやくシリカの美容効果に注目したのは、ハリウッドスターやトップモデルなどの海外セレブ。日本では女優やタレント、メイクアップアーティストなど美容のスペシャリストたちの間で、シリカ水が定着しているようです。シリカ水への評価が高まるにつれ、美容に関心のある女性たちの間でもシリカ水がブームになっています。

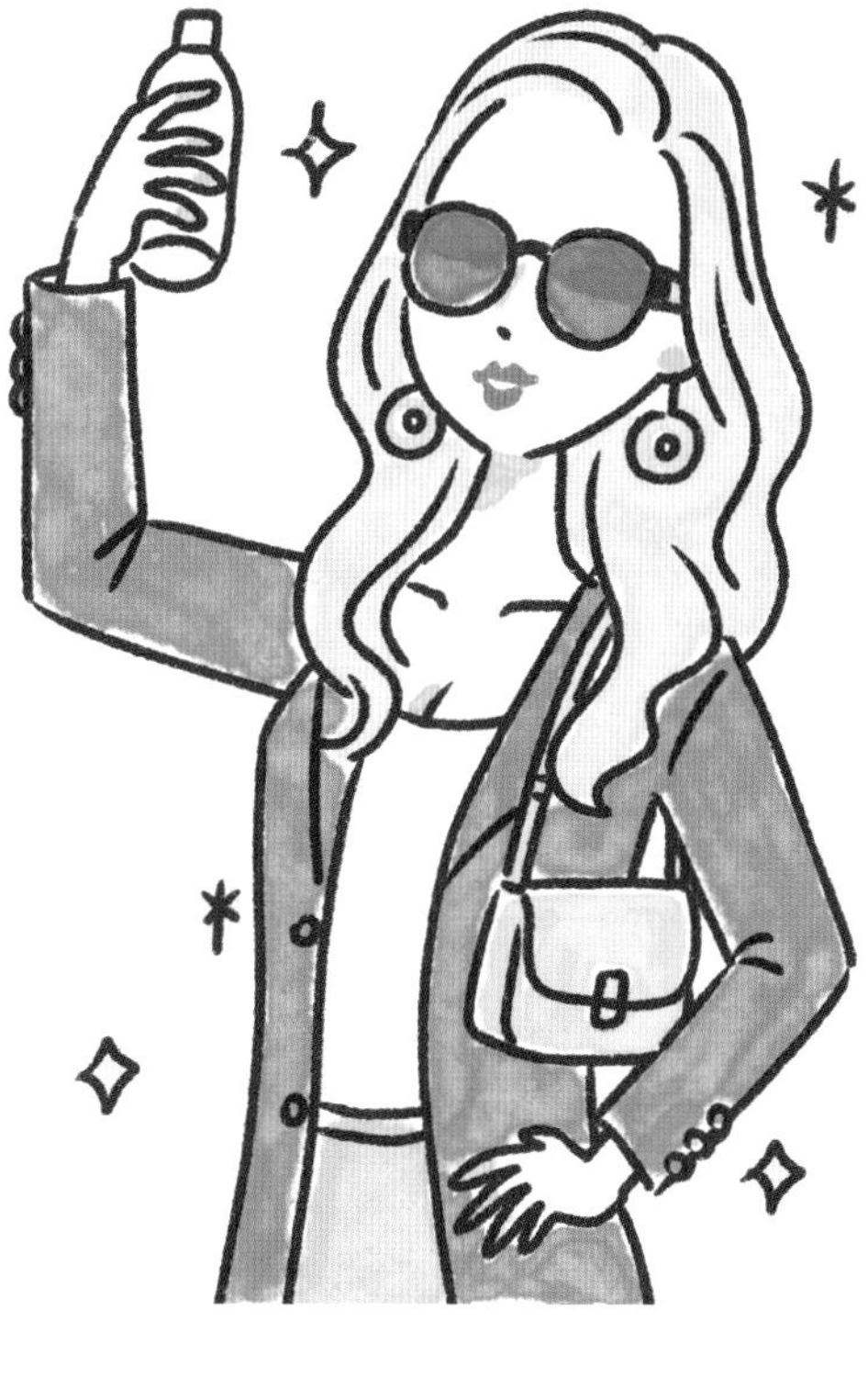

シリカを含む食物を知っておきましょう

シリカを豊富に含むのは根菜や全粒穀物

シリカは地殻に多く存在するため、土中で育つ作物に豊富に含まれています。さつまいも、ごぼう、じゃがいもなど根菜類はシリカ含有量が多いです。穀物類にもシリカがたっぷりと含まれています。玄米、きび、大麦など精製されていない全粒穀物がおすすめです。

その他、昆布やわかめ、ひじきなどにも多く含まれています。

吸収率も考えて摂取しよう

食品にシリカが豊富に含まれていても、体に吸収されずに体外に排出されてしまうのでは意味がありません。玄米や白米などは吸収率が良く、日本人は効率よくシリカを摂取してきたことがうかがえます。そして、シリカ水も吸収率が高いといえます。玄米や白米を主食にした和食を基本にシリカ水を併用することで、シリカを効率的に摂取できるでしょう。

目次

Part 1

美容と健康をサポートするシリカ

シリカで美肌

コラーゲンを接着し、肌の土台を整える

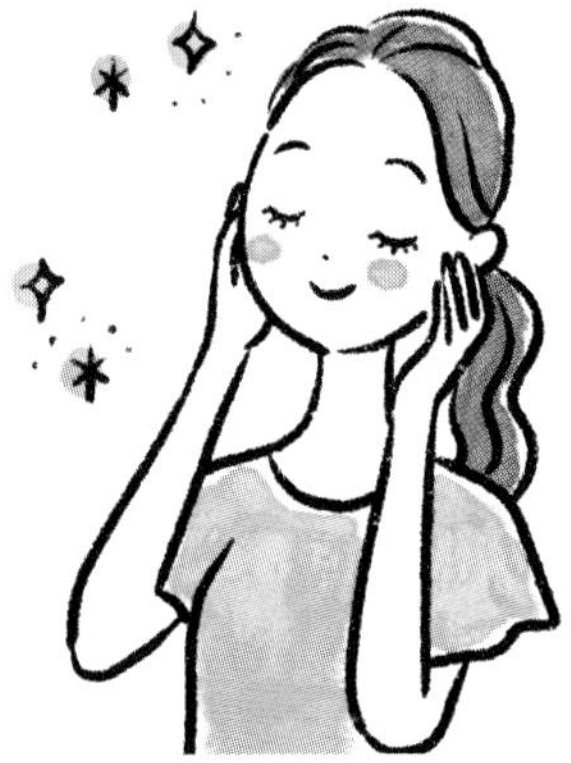

きめ細かく、しっとり潤いがあり、弾力のある肌。そんな素肌ならノーメイクでも魅力的です。

皮膚は表皮、真皮、皮下組織の3層で構成されています。皮膚の本体となる真皮は、コラーゲンというたんぱく質が網目のように張り巡らされ、真皮を支える柱の役割を果たしています。弾力性のあるエラスチンがコラーゲンを束ね、保水性のあるヒアルロン酸がすき間を埋めることで、ハリのあるみずみずしい美肌をキープ。

しかし、加齢などでコラーゲンやエラスチンの新陳代謝が滞ってしまうと、かさつきやたるみ、小じわなどが生じることに……。

シリカにはコラーゲンやエラスチン、ヒアルロン酸を結び付ける力があり、ヒアルロン酸の産生量を高める作用もあります。食事から良質なたんぱく質を摂り、シリカをプラスすることで、弾力のあるぷるぷるの美肌をよみがえらせることが期待できます。

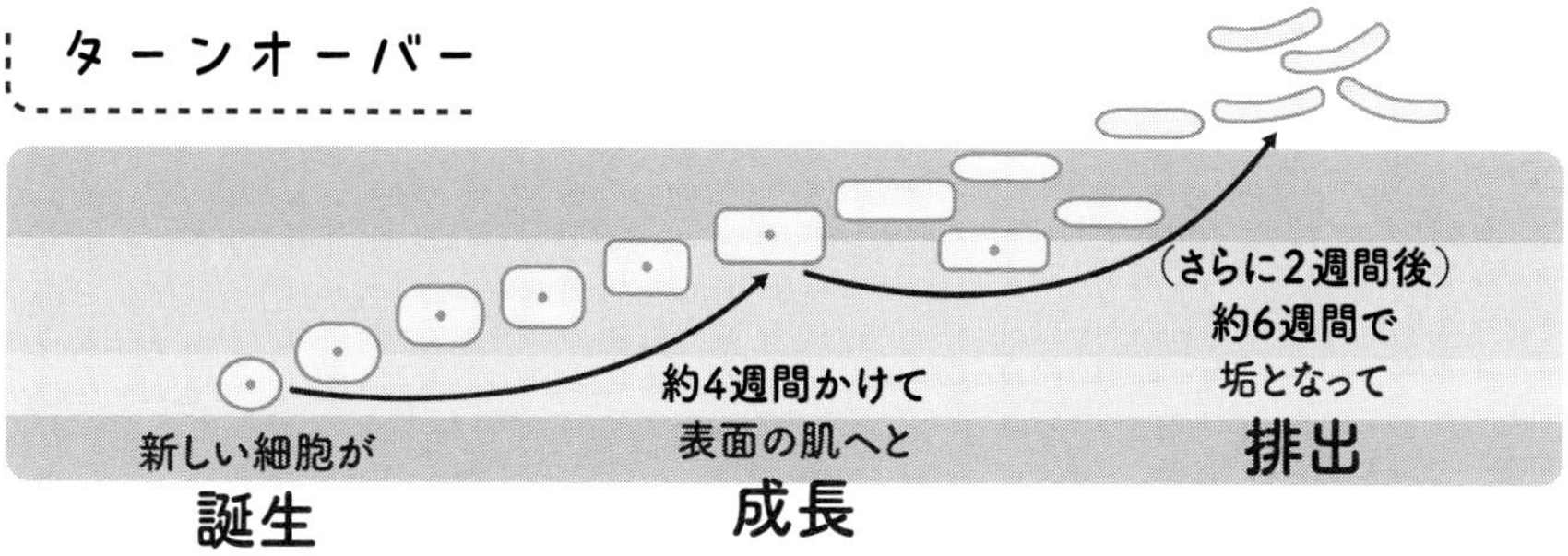

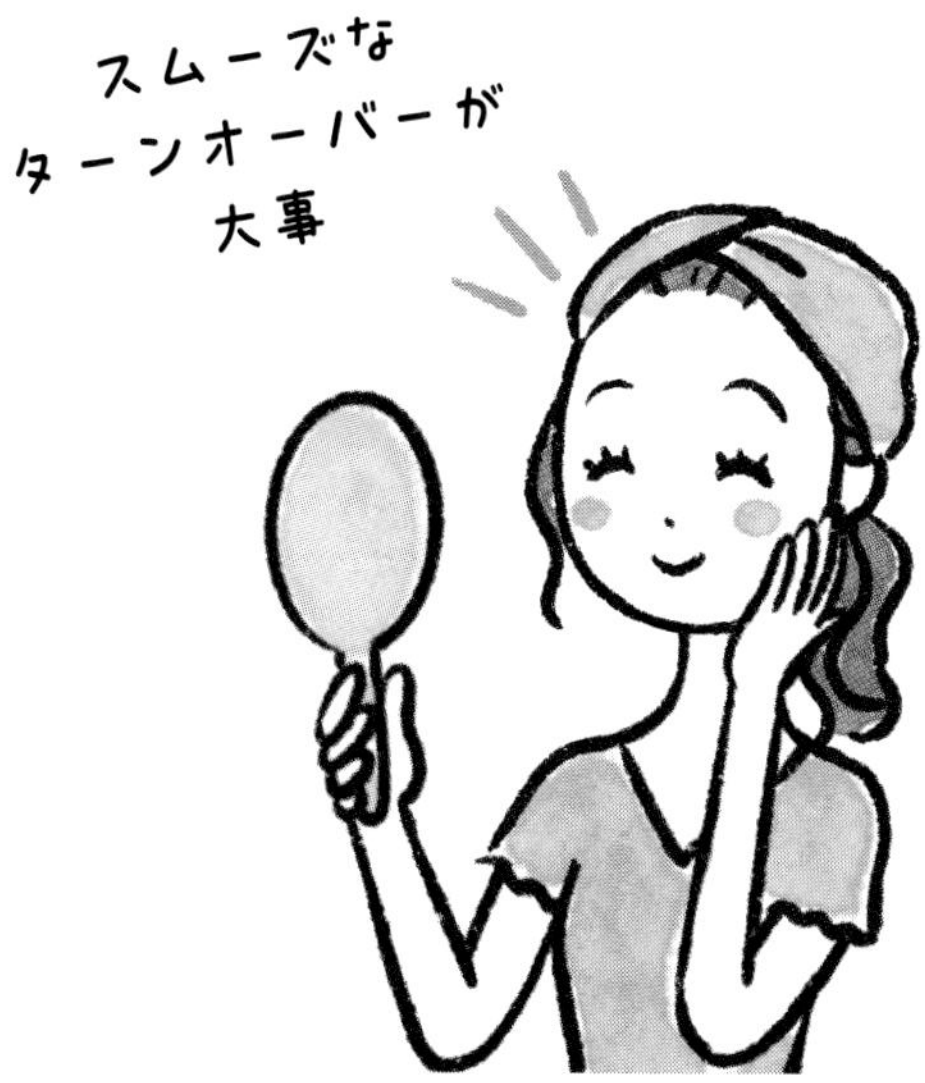

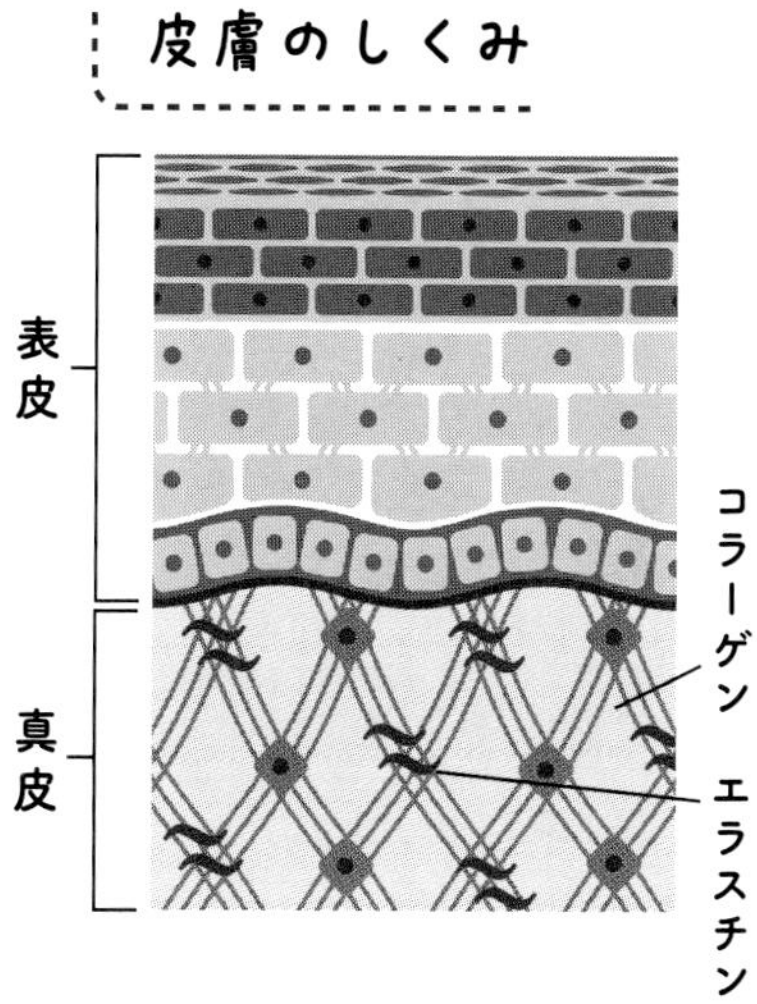

期待できる美肌効果

弾力ある真皮をつくり
ぷるぷるな美肌に

ターンオーバーを促し、
みずみずしい肌に

column

美肌を維持するターンオーバー

肌が一定期間で入れ替わることをターンオーバーといいます。加齢によって遅くなり、20代では28日だったのが、30〜40代になると40〜50日かかる人も……。ターンオーバーが遅くなると、角質が溜まって肌トラブルになりやすくなります。

Part 1
美容と健康をサポートするシリカ

シリカで美髪

毛先まで栄養を届けて、ふんわりツヤツヤの美髪に

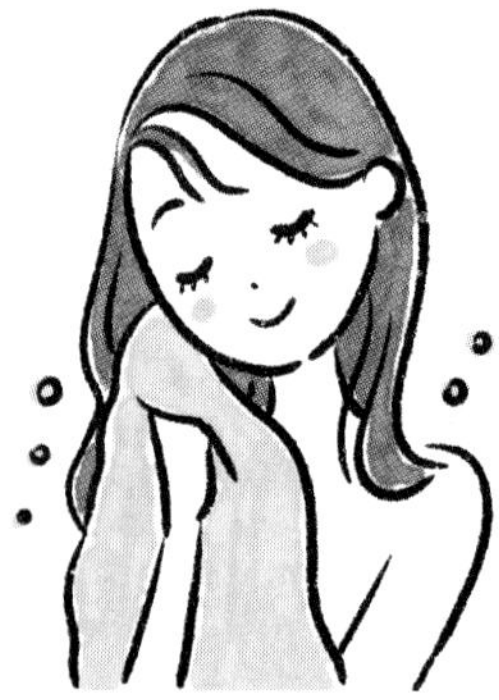

しなやかでサラサラ、ふんわりと豊かな髪は女性を若々しく見せます。一方で、パサつく髪やボリュームのない薄毛は、老けて見えがちです。

毛髪は頭皮の毛母細胞の分裂によって生まれ、どんどん成長して、やがて抜けていきます。加齢やストレスなどで頭皮の血行が悪くなると、毛髪へ栄養が行き渡らなくなります。すると、髪が細くなり、コシがなくなってペタンとした薄毛に……。毛髪の新陳代謝も遅くなり、新しく生えてくる髪が少なくなって、ボリュームもダウンします。

髪の主成分はケラチンというたんぱく質ですが、コラーゲンとシリカなどミネラルの働きによって生成が促進されると考えられています。

また、シリカには血管を柔軟にし、血管を弛緩させて血流を増やす効果があるので、シリカの摂取によって頭皮の血行が良くなり、毛髪へ十分な栄養を送り届けることが期待できます。

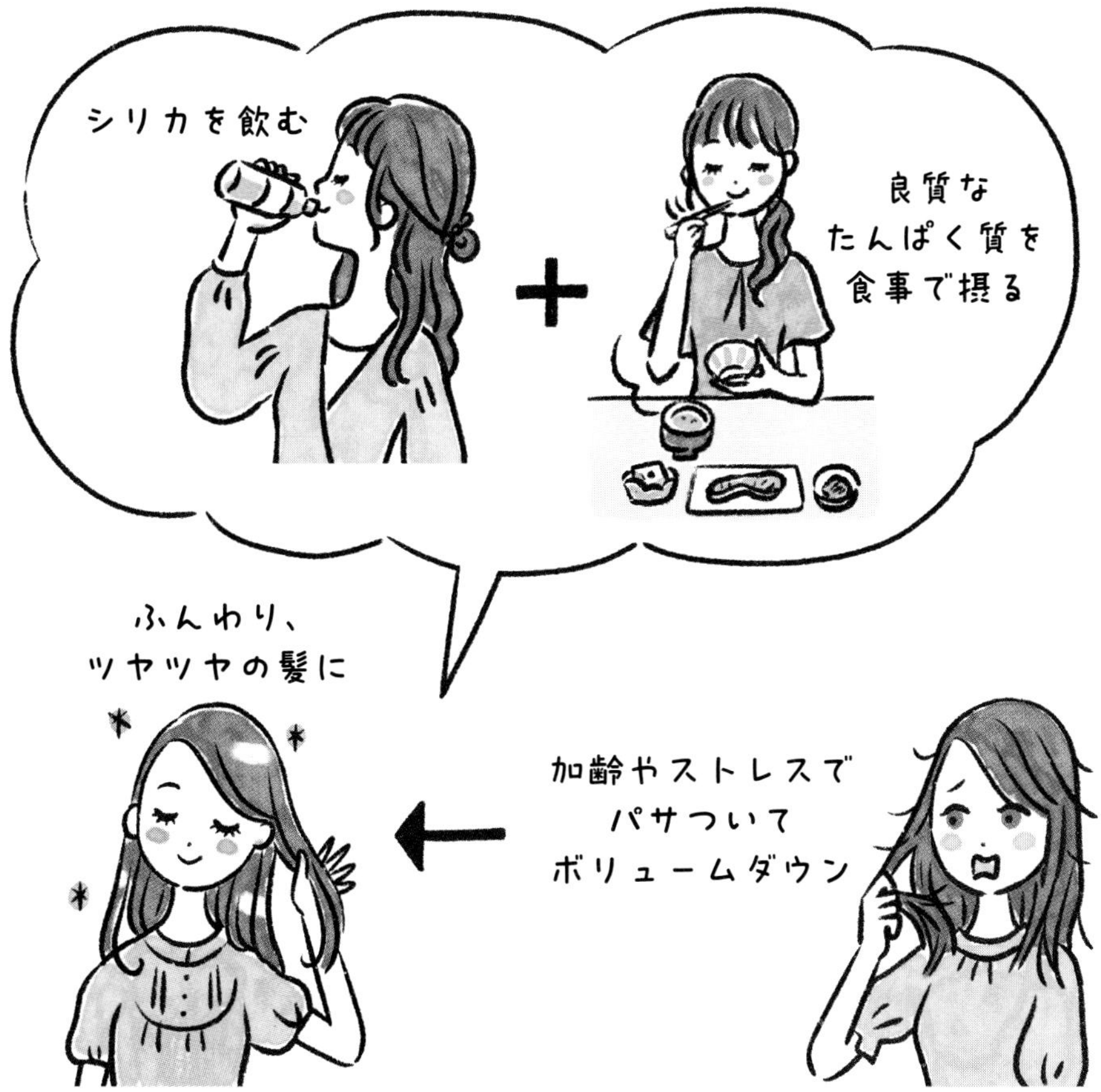
シリカを飲む
良質な
たんぱく質を
食事で摂る
ふんわり、
ツヤツヤの髪に
加齢やストレスで
パサついて
ボリュームダウン

期待できる美髪効果

髪を構成するケラチンの生成を促す

血管を柔軟にすることで、頭皮の血行を良くして、髪に栄養を行き渡らせる

column

髪に良い食べ物を摂ってツヤツヤ美髪に

髪はケラチンというたんぱく質でできているので、魚介類や肉、大豆製品など良質のたんぱく質を摂りましょう。そして、ケラチンの生成には亜鉛が欠かせません。玄米や大麦など精製していない全粒穀物には、亜鉛の他にシリカも豊富に含まれています。

Part 1 美容と健康をサポートするシリカ

シリカで美爪

マニキュアなしでも、ほんのりピンクの美爪に

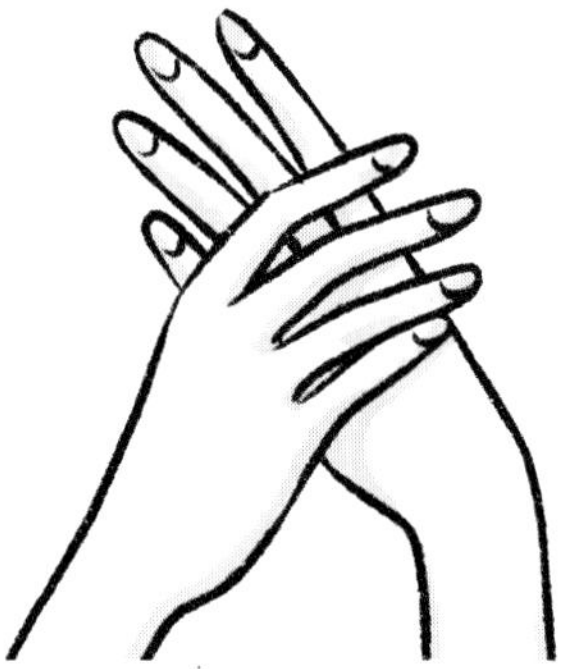

桜色の健康的な爪は清潔感があって魅力的です。指先の血行が良く、栄養が行き渡っていて新陳代謝も良いと、爪は透明なのできれいなピンク色に見えます。

ところが、爪下の血流が悪くなると栄養が十分に運ばれず、くすんだ色に……。爪自体にも栄養が行かなくなり、割れやすくなってしまうのです。爪は1日0・1ミリほど伸び、6カ月サイクルで生まれ変わりますが、年齢を重ねるとサイクルが遅くなり、爪が厚くなってしまいます。また、水分が少なくなると縦ジワも出現します。

爪は皮膚が角質化したもので、ケラチンが主成分です。髪同様にケラチンの形成にシリカなどミネラルが重要な働きをします。

また、シリカの補給によって爪を構成する細胞の結合組織が強くなり、割れにくい丈夫な爪になります。爪下の皮膚や爪自体の新陳代謝も促進され、透明で艶やかな美爪がよみがえるでしょう。

①爪の生え際から2ミリ下の「井《せい》穴《けつ》」というツボを押える。

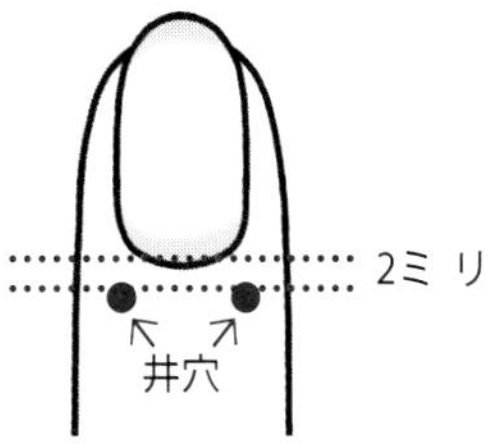

②井穴を反対側の手の親指と人差し指ではさみ、約10秒ギュっと押す。両手の指、すべてを行う。

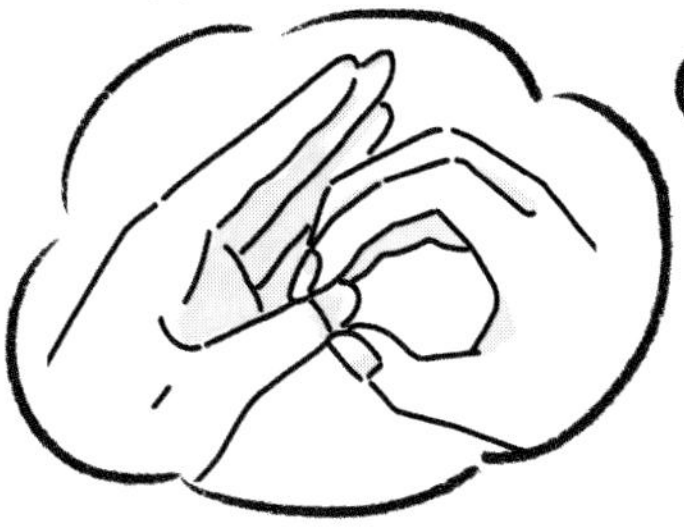

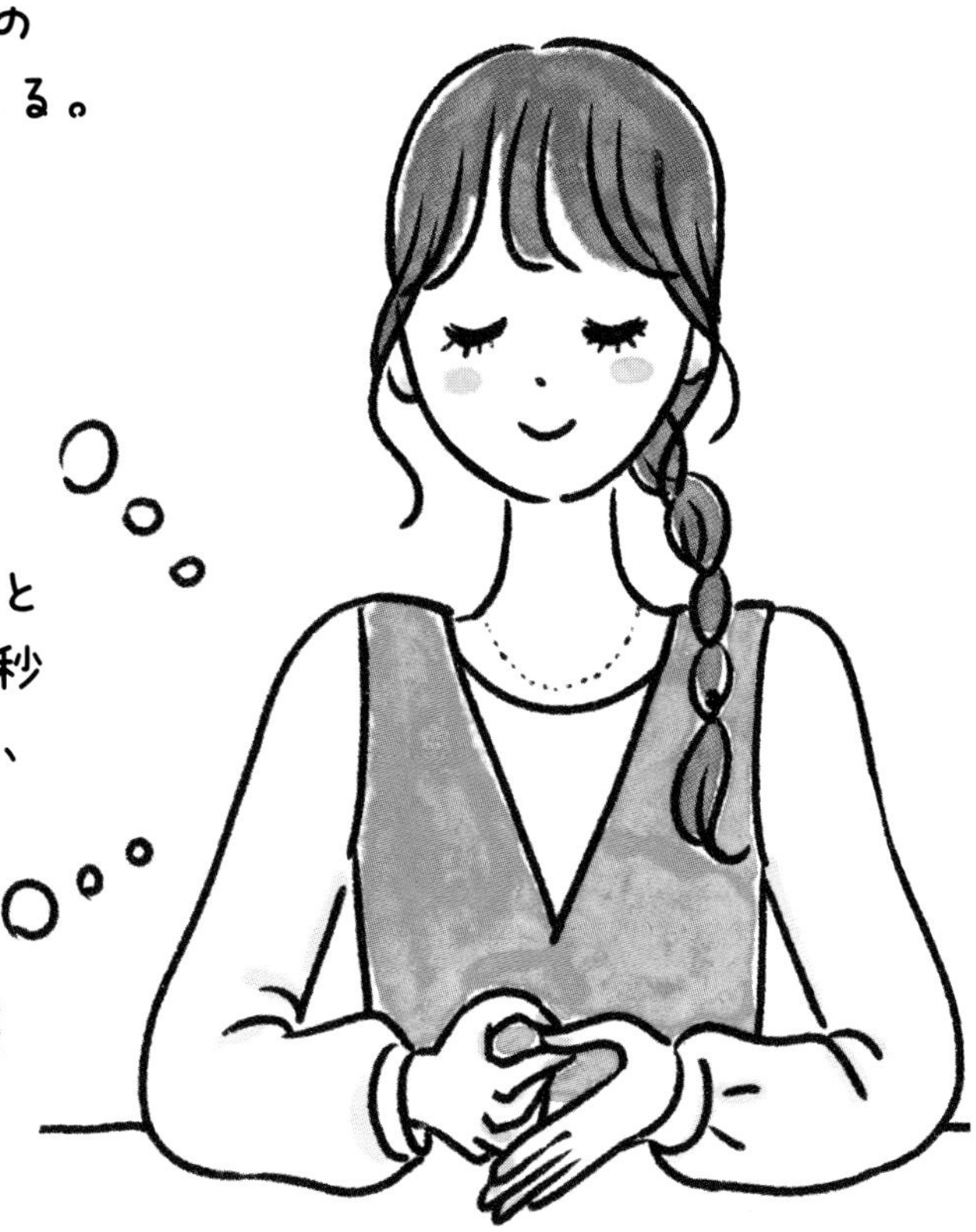

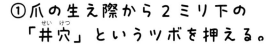

期待できる美爪効果

爪の主成分ケラチンの生成を促す

爪の組織を強固にして、割れにくい丈夫な爪に

血行を良くして、爪下の皮膚や爪自体の新陳代謝を促す

column

爪もみで桜色の美爪に

桜色の健康的な美爪にするために、爪もみがおすすめです。指先の血行を良くすることで、爪先まで栄養が行き渡ります。やり方は簡単。上のイラストを参考にやってみましょう。

Part 1

美容と健康をサポートするシリカ

シリカでアンチエイジング

抗酸化作用で、体の中から輝く〝魅力的な女性〟に！

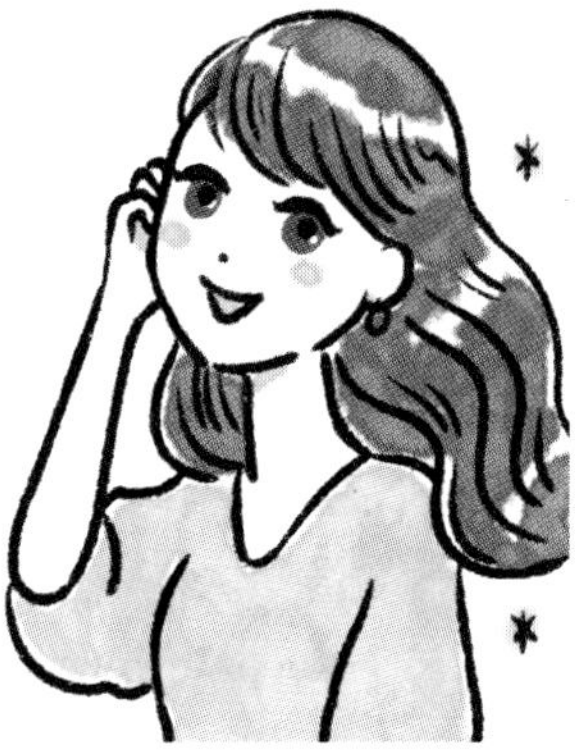

いつまでも若々しく美しくいたいと誰もが願っていますが、老化のスピードには個人差があります。同窓会などで、同じ年齢なのに若く見える人と老けこんでいる人がいて、驚くことがありませんか？

老化の原因の一つは、活性酸素による体のさびと考えられていますが、体内には酸化に対する防御システムがあり、活性酸素を分解する酵素が存在します。ところが、年を重ねると防御力が落ち、体のあちこちが酸化してしまうのです。

体内の酸化を食い止めるのに有効なのが抗酸化物質です。ポリフェノールやカロテノイドなどを含む食品を積極的に摂るとよいでしょう。

シリカには、不安定な活性酸素と結び付いて安定させる働きがあり、強い抗酸化力が期待できます。抗酸化食品とともにシリカを摂取することで、老化のスピードを緩めることができます。シリカで、体の中からアンチエイジングに取り組んではどうでしょう。

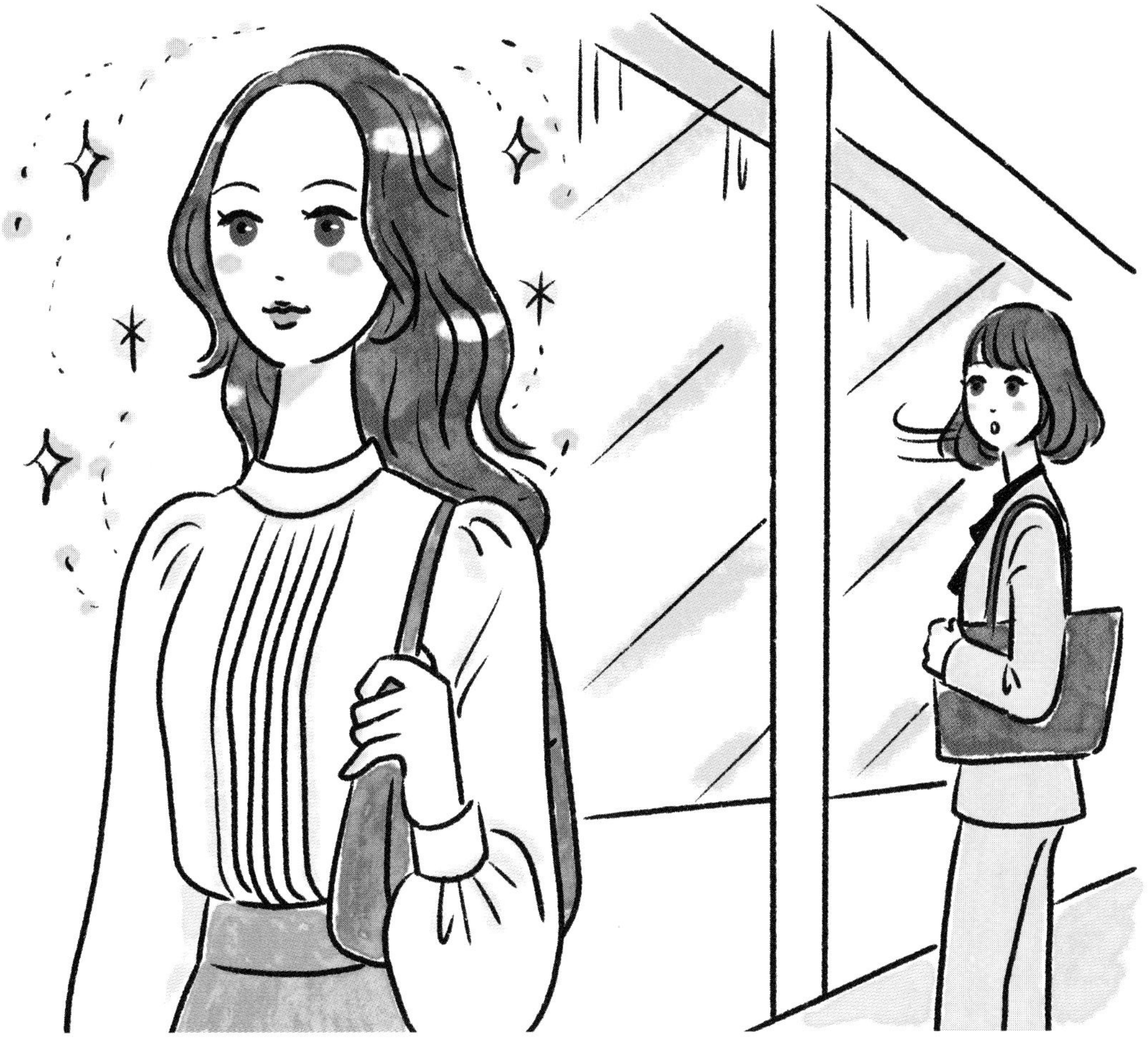

期待できる抗酸化効果

体内の酸化を防ぎ、
アンチエイジングに役立つ

column

シリカと一緒に摂りたいポリフェノールとカロテノイド

抗酸化物質には、ポリフェノールやカロテノイドなどがあります。ポリフェノールを多く含むのは、赤ワイン、緑茶など。カロテノイドは、緑黄色野菜のβカロテン、トマトのリコピンなどがあります。これらの食材をシリカと一緒に、上手に摂りましょう。

Part 1

美容と健康をサポートするシリカ

シリカでデトックス

体内に溜まった老廃物や有害物質を排出

デトックスとは、体の中に蓄積された老廃物や有害物質を体外に排出させることです。体内に溜まった有害物質などは、体内で代謝されて便や尿、汗として排出されます。しかし、不規則な生活やストレスなどで代謝機能が衰えると、有害物質などが溜まってしまうのです。その結果、肌荒れや便秘などの症状が出ることも……。

シリカには有害物質などを排出するデトックス機能が期待されています。シリカはマイナスに帯電し、磁石のようにプラスに帯電している有害物質をつかまえて、一緒に体外に排泄されていると考えられているのです。

また、シリカは食物繊維の主成分であるため、お通じを良くする効果があります。体内の代謝によって有害物質が排出される割合は、便が75%、尿が20%、その他5%です。シリカの摂取によって便秘が解消されれば、有害物質がスムーズに便として排出される可能性が高くなります。シリカのデトックス効果は大きいといえるでしょう。

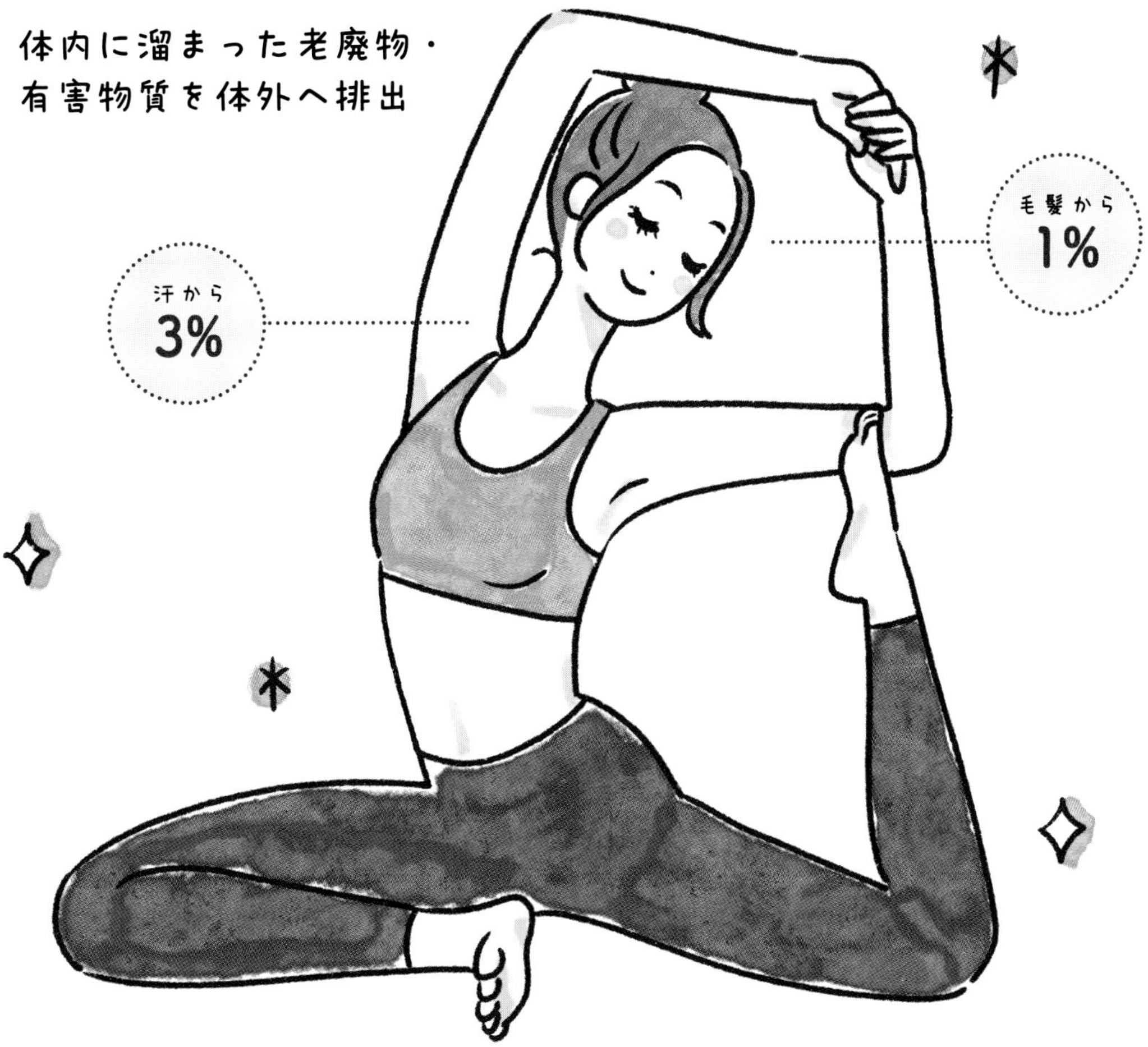

期待できるデトックス効果

プラスに帯電する有害物質を
マイナスに帯電するシリカが
キャッチして一緒に排泄する

column

デトックスには水の補給を

排便、排尿が順調でないとデトックスはうまくいきません。そのためには、水をこまめに摂ることが大事です。日常的な水分補給には、糖分や多量の塩分が含まれていないミネラルウォーターなどがおすすめ。

Part 1

美容と健康をサポートするシリカ

シリカで小顔&美脚

むくみを解消して、

すっきりとした フェイスラインと美脚に

むくみや水太りに悩んでいる女性は少なくありません。むくみや水太りは、体内に余分な水分が溜まっている状態です。その解消には、塩分を控える、マッサージをする、座りっぱなしなど同じ姿勢を長時間取らないなどがあります。

むくみや水太りの原因の一つが、細胞内外のイオン交換の停滞と考えられています。イオンとは電気を帯びた原子や原子の集まりのこと。体内の水分にはプラスイオンとマイナスイオンがバランスを保って存在しています。細胞の内外でもイオンが交換されてバランスを取っています。ところが、イオン交換が滞ることで、細胞内に水分が溜まってしまうのです。

シリカはイオン交換を活性化するとされています。イオン交換がスムーズになれば、余分な水分は排出されるでしょう。顔や脚のむくみが解消され、すっきりしたフェイスラインや引き締まった脚を取り戻せるに違いありません。

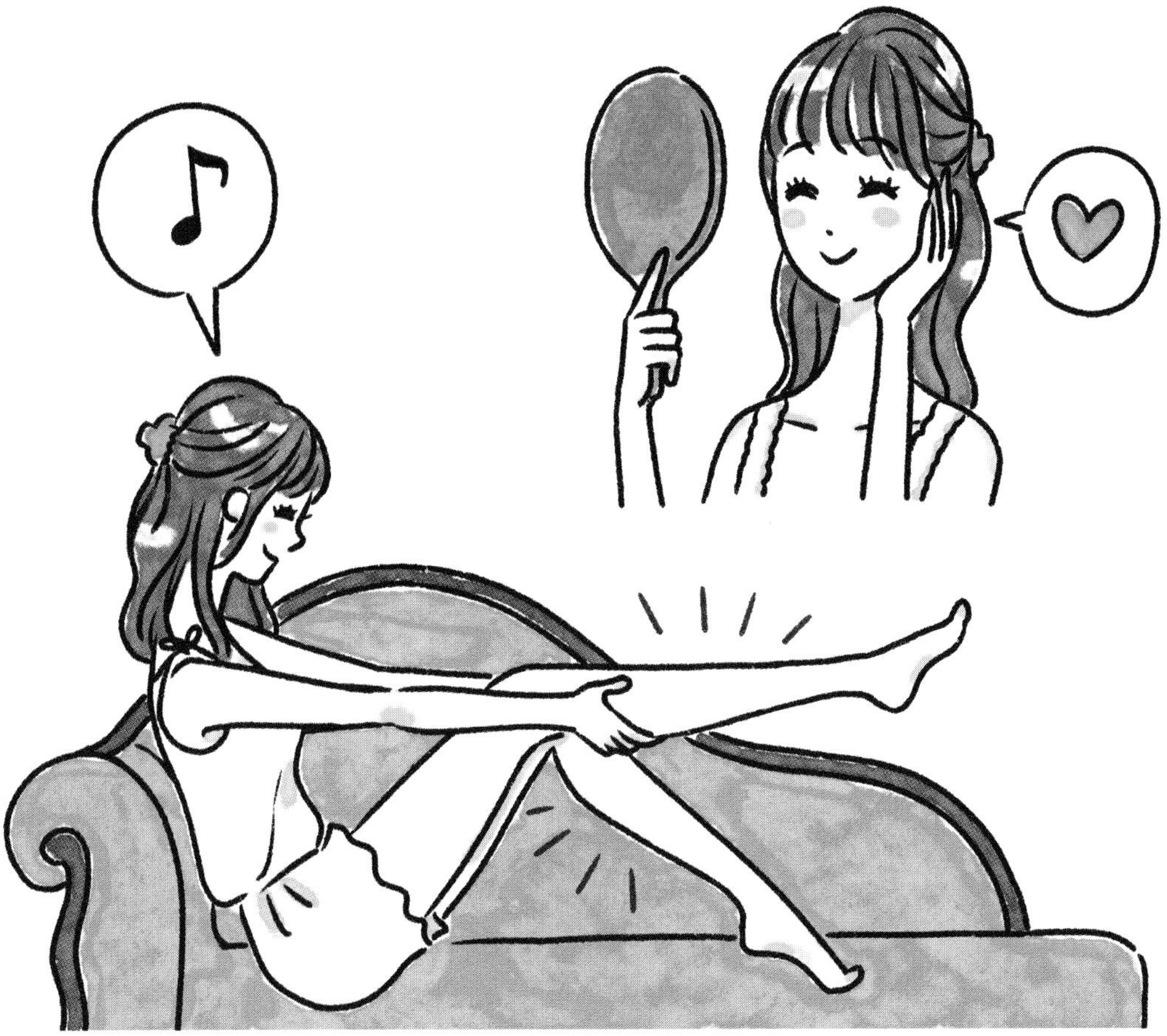

期待できる むくみ解消効果

細胞のイオン交換を
活性化させることで、
細胞内に溜まった余分な
水分を排出させる

column

水太り解消には 薄味料理が効果的

糖分や塩分の摂り過ぎは、余分な水分を溜め込むことになります。料理の味付けはあまり濃くせず、できるだけ素材の味を活かし薄味を心掛けましょう。また、塩分を排出する働きがあるカリウムが多く含まれる、切り干し大根や昆布、さつまいもなども積極的に摂りましょう。

シリカで快眠

メラトニンの分泌を促し、質の良い睡眠を手に入れる

現代人は多忙で睡眠不足になりがちです。なかなか寝付けないなど、不眠症に悩まされている人も多いのではないでしょうか。

睡眠は心身の健康に深く関わっています。体の疲れを取る他に、自律神経やホルモンバランスの調整、免疫力の向上、脳の老廃物の除去など重要な働きがあるのです。慢性的な睡眠不足になると、集中力や意欲の低下、免疫力の低下、糖尿病など生活習慣病を招きやすくなります。

睡眠は眠りの質が重要です。暗くなると大脳の松果体からメラトニンというホルモンが分泌され、眠りに誘ってくれます。しかし、光の刺激があると分泌が抑えられるので、就寝前に強い光（スマホなど）を浴びないようにしましょう。

シリカはメラトニンを分泌する松果体の構成成分です。シリカを摂取することで、メラトニンの正常な分泌を促し、質の良い睡眠が期待できます。

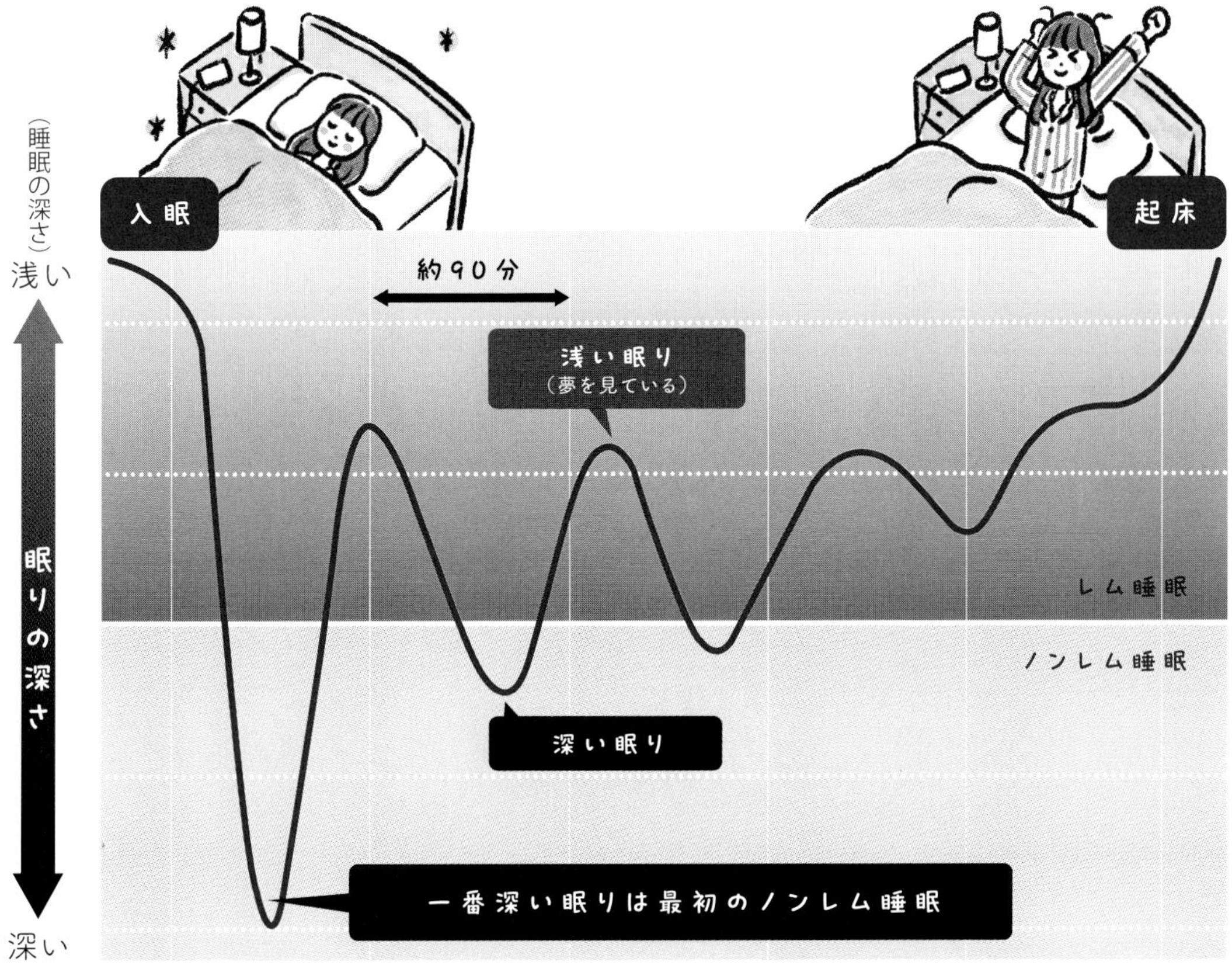

期待できる快眠効果

睡眠に必要なメラトニンの分泌を促す

シリカ水などでしっかり水を補給することでさらに快眠に

column

ノンレム睡眠時に美肌や美髪が生まれる!

睡眠には浅い眠りのレム睡眠と深い眠りのノンレム睡眠があり、およそ90分間隔で交互に繰り返されます。入眠直後の90分はノンレム睡眠で、一番深い眠りです。このときに成長ホルモンが分泌され新陳代謝が活発になり、肌のターンオーバーや髪の成長が促進されます。

Part 1

美容と健康をサポートするシリカ

シリカで毎日が健康

血行不良や便秘を改善し、骨を丈夫に！免疫機能も強化する

シリカにはさまざまな健康効果が期待できます。例えば、血行不良は不快な症状を引き起こしますが、シリカには血管を柔軟にして弛緩させ血流量を増やす効果があります。また、血管内にこびりつくプラークと呼ばれるコレステロールなど脂質の塊を分解排出することで、血液の流れを良くする作用があります。血流が良くなれば、肩こりや冷え性も改善されることでしょう。

シリカは野菜に含まれていて、植物性食物繊維の主成分です。シリカを摂取することで食物繊維の働きが強化され、便秘改善につながります。

加えて、骨を丈夫にして骨粗しょう症を予防することもできます。骨はコラーゲンが柱となり、その隙間をカルシウムが埋めています。コラーゲンとカルシウムを結び付けているのがシリカで、コラーゲンの合成を促進させて安定化する作用もあります。

さらに、シリカの摂取でリンパ球数が増加し、免疫機能を増強する効果が期待できます。

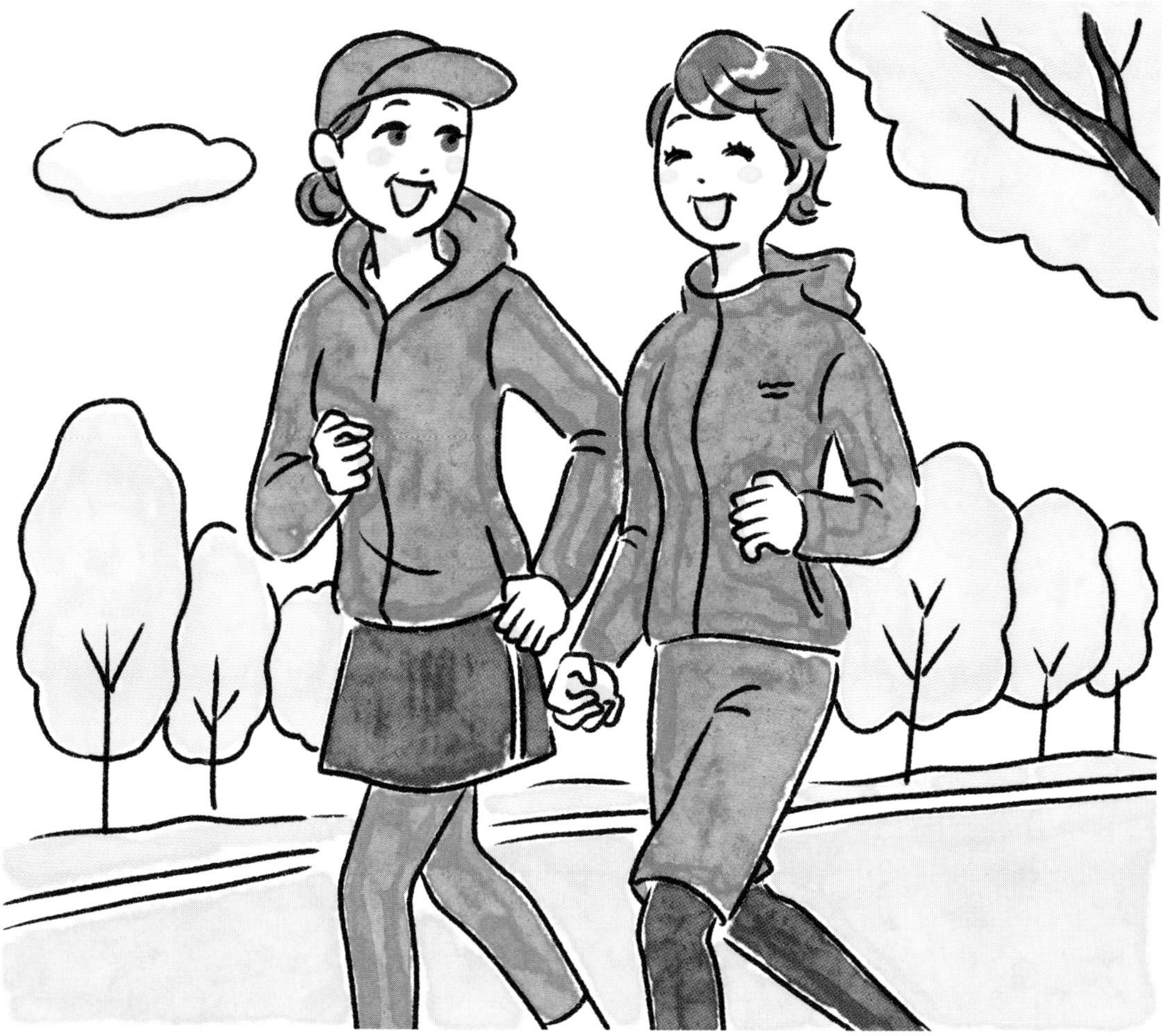

期待できる健康効果

血行を良くして肩こりや冷え
などの不定愁訴を改善する

食物繊維の働きを強化して
便秘を改善する

骨を丈夫にして
骨粗しょう症を予防する

column

シリカの摂取量が多いと骨密度が高くなる!

アメリカで2004年に発表された疫学調査「フラミンガム研究」では、2800人余りを対象に骨密度とシリカ摂取量の関係を調べた結果、1日のシリカ摂取量が最も多いグループは、最も少ないグループに比べて骨密度が10%も高いことがわかりました。

Part 1

美容と健康をサポートするシリカ

シリカで生活習慣病予防

糖尿病や脂肪肝の改善症例などがあり、血管障害の予防も期待できる

生活習慣病の一つである糖尿病は、血液中のブドウ糖の濃度（血糖値）が高い状態が続く病気です。食べ過ぎや運動不足などが原因の生活習慣病なので、治療は食事療法や運動療法が基本です。そうした中で、4カ月間水溶性シリカを摂取して血糖値が下がったという症例報告や、肝硬変や肝臓がんの引き金となる脂肪肝の改善にシリカが寄与するという研究があります。

その他には、動脈硬化や心筋梗塞などが挙げられます。動脈硬化の血管内は、酸化コレステロールなどが溜まってプラークが形成されて狭くなります。さらにプラークが破れると防御のために血液が凝固して血栓ができ、血液の流れが途絶えて心筋梗塞や脳梗塞を引き起こすことに……。

シリカには血管をしなやかにする作用があり、コレステロールなどを分解、排出することで、血液の流れを良くします。積極的に補給することで、血管障害を予防することが期待できます。

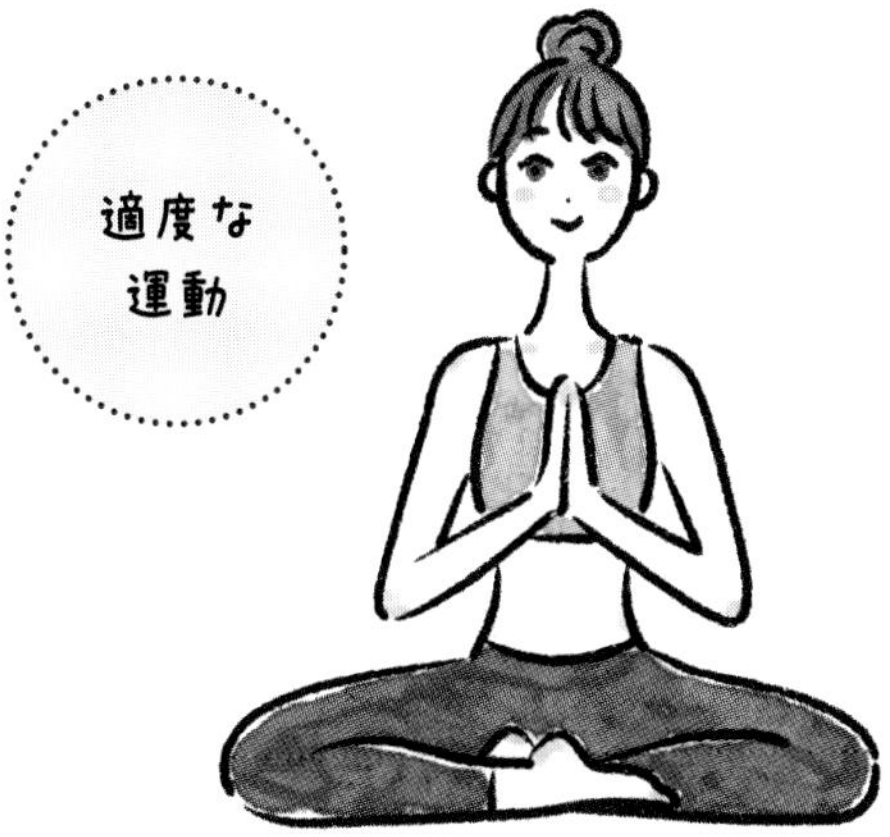
適度な
運動

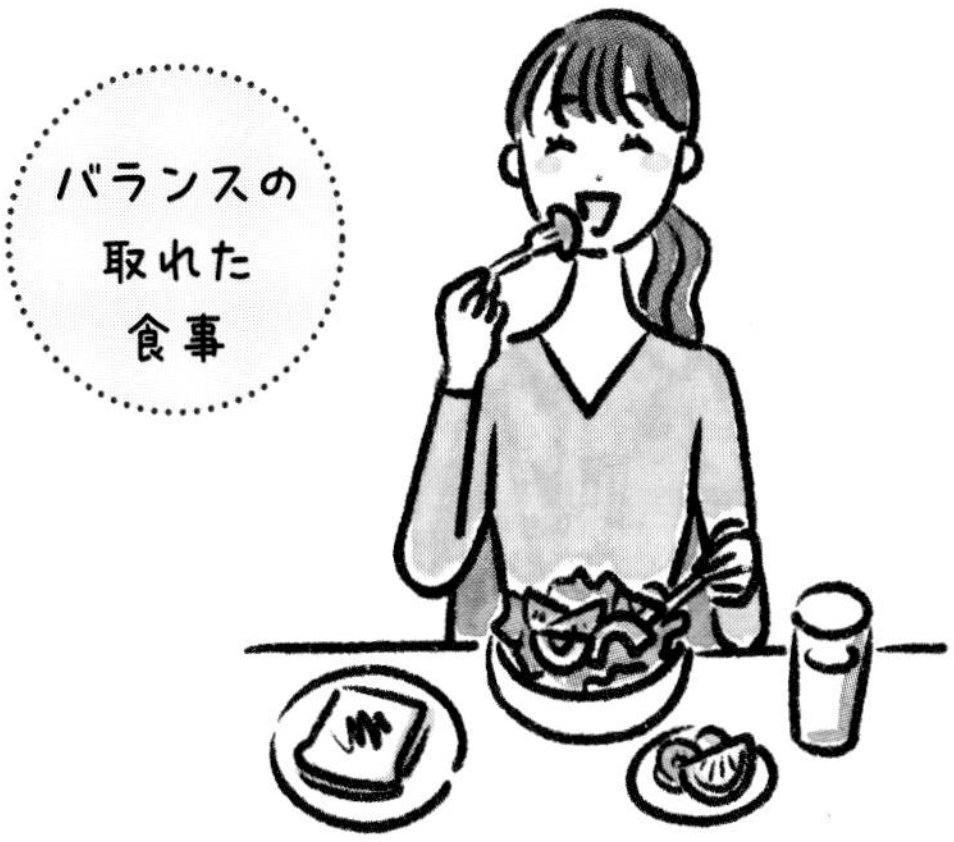
バランスの
取れた
食事

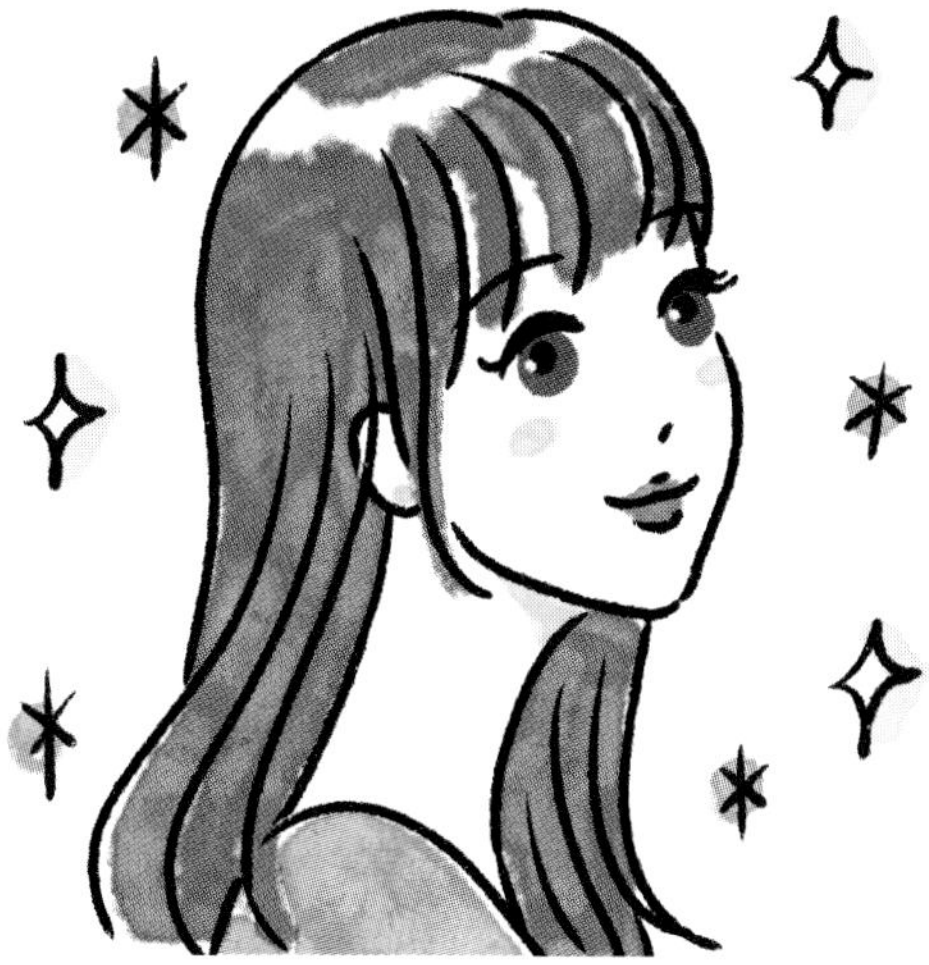

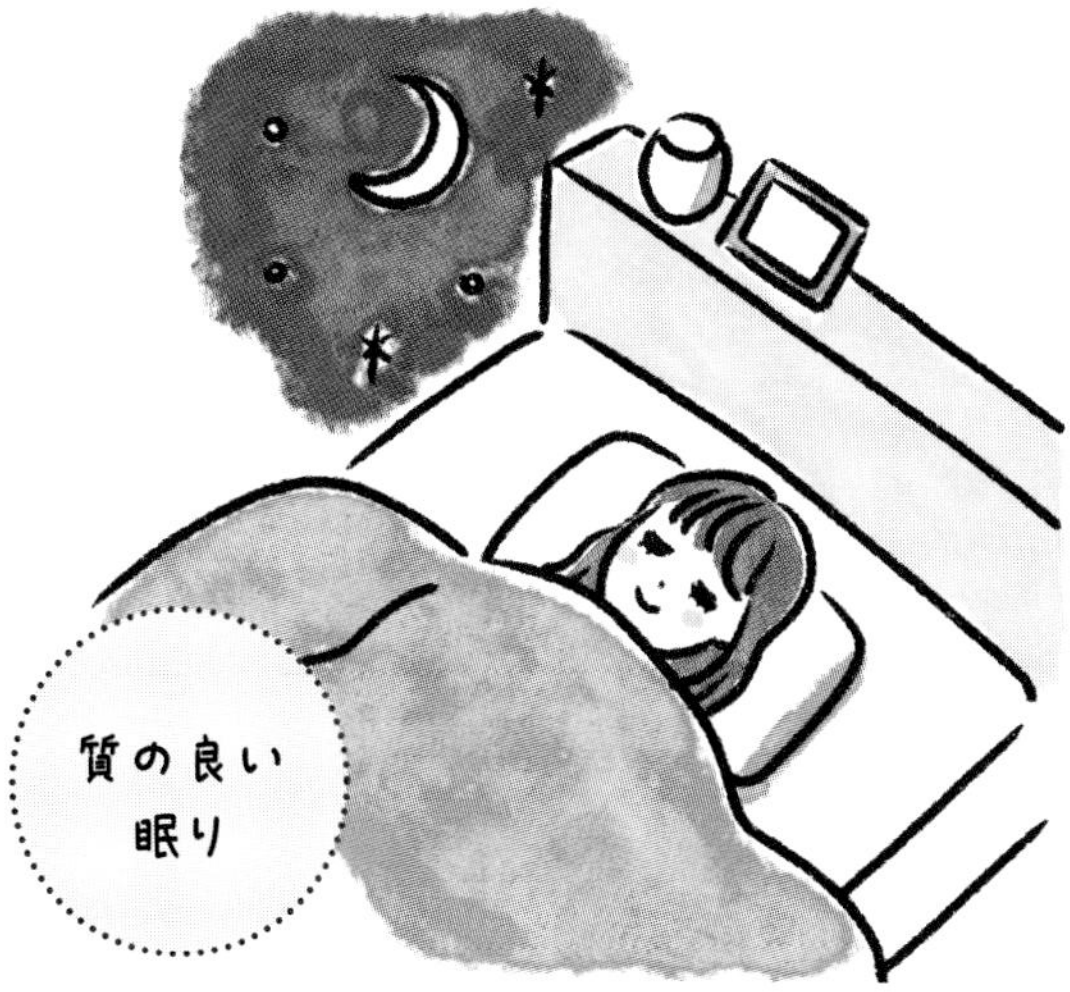
質の良い
眠り

期待できる生活習慣病予防効果

膵臓の細胞を修復して
糖尿病を改善する可能性

脂肪肝の改善を
サポートする

血管を丈夫にして動脈硬化
や心筋梗塞などを予防

column

シリカ濃度が濃いほど血管の強度がアップ

生後70週間の産卵ニワトリに水溶性シリカを添加した水を10週間投与する実験で、シリカの濃度別にニワトリの血管の強度を比較。シリカ濃度が濃いほど大動脈血管の強度が増しているという結果でした。

Part 2

シリカの実力を知る

美容や健康に威力を発揮

注目のミネラル「シリカ」にはいろいろな種類がある

シリカは、ケイ素（Si）という元素と酸素（O）が結び付いた状態で、化学的には二酸化ケイ素（SiO2）と呼ばれ、結晶質シリカと非晶質シリカに大きく分かれます。

結晶質シリカとは、結晶構造を持ったシリカのこと。岩石中に含まれていることが多く、石英や水晶などが代表的です。非晶質シリカは結晶構造を持っておらず、水に溶けない不溶性シリカと水溶性シリカに分かれます。体内に吸収されるのは水溶性シリカで、ケイ素（Si）と酸素（O）、水素（H）が結び付いた状態でないと吸収されません。水溶性シリカが水に溶けた状態をオルトケイ酸（H4SiO4）と呼びます。水溶性シリカがオルトケイ酸の状態で体内に吸収されることで、美容や健康に威力を発揮しているのです。

現在は、結晶質シリカを分子レベルの水溶性シリカに加工する技術が発達。サプリメントやミネラルウォーターとして商品化され、人気を呼んでいます。

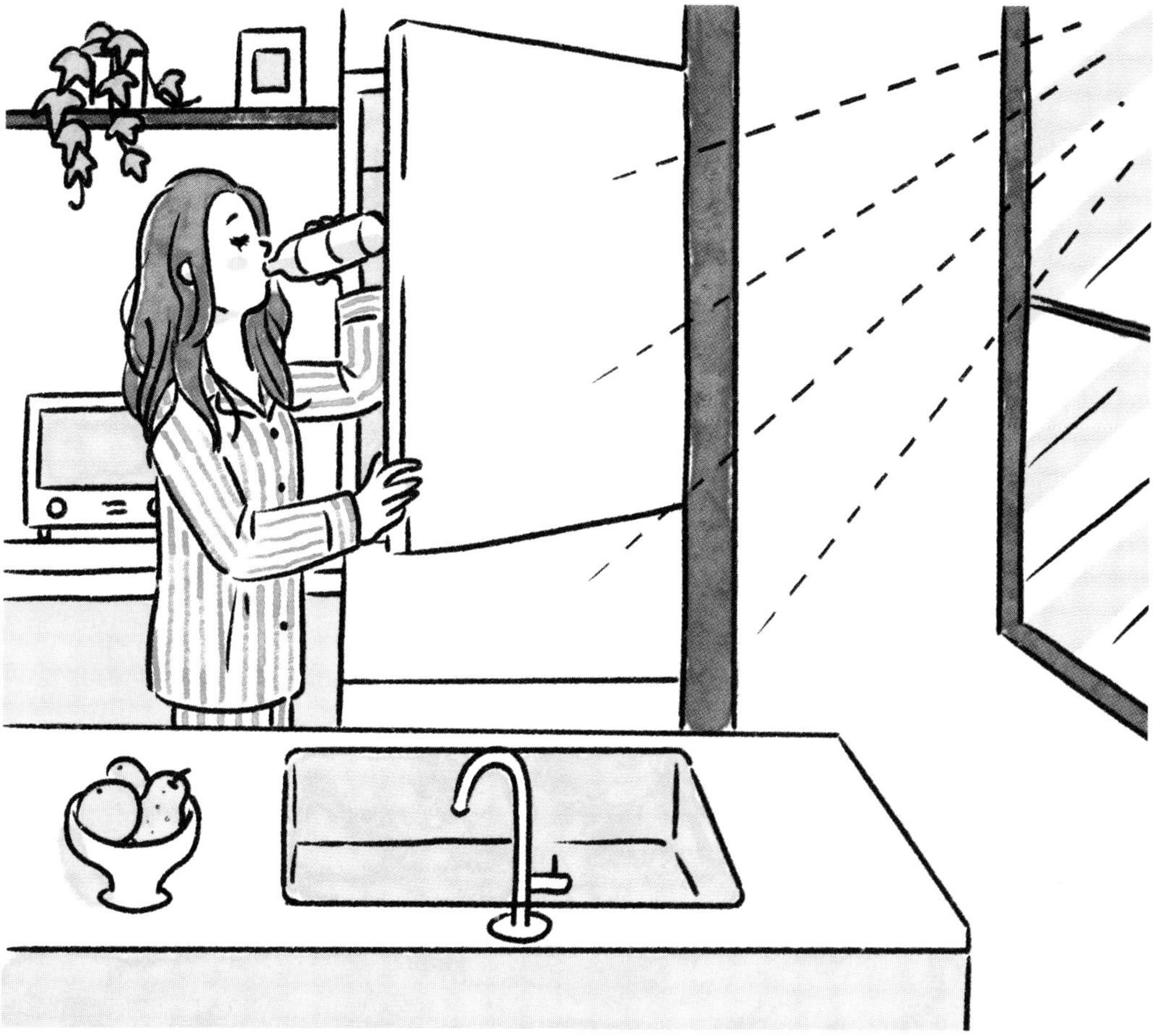

期待できるシリカの底力

水溶性シリカが体内に吸収されることで、美容や健康に良い効果が

column

医薬品や食品にも使用されるシリカ

シリカは二酸化ケイ素として医薬品にも使われています。粉末を錠剤にするときに粉末の流動性を高めるためや錠剤のコーティング剤として利用されているのです。また、不溶性シリカは食品添加物として、ふりかけやインスタントコーヒーなどに入っていますが、不溶性なので体内に吸収されず排出されます。

Part 2 シリカの実力を知る

シリカのコラーゲン結合パワー

しっかりと結び付け、みずみずしくハリのある肌と強い骨に

コラーゲンは体を構成するたんぱく質の一つで、たんぱく質は体のおよそ20％を占め、そのうち30％ほどがコラーゲンです。体内のコラーゲンは40％が皮膚に、20％は骨や軟骨に存在し、血管や内臓などにも含まれています。コラーゲンは20～30歳をピークに年齢とともに減少し、不足すると肌のハリや潤いがなくなり、骨粗しょう症になる心配が出てきます。コラーゲンを食事などで補給することは大事ですが、コラーゲンだけを摂取しても効果が十分に出ません。

シリカにはコラーゲンと他の構成成分をしっかりと結び付ける強力なパワーがあり、みずみずしく、ハリのある肌を保つのに重要なヒアルロン酸の産生を高める作用もあります。シリカの摂取でハリのあるぷるぷるの肌がよみがえります。

骨はコラーゲンが柱となり、隙間を埋めるカルシウムをつないで骨の強度を保っています。シリカがコラーゲンとカルシウムの結合を補強しているのです。

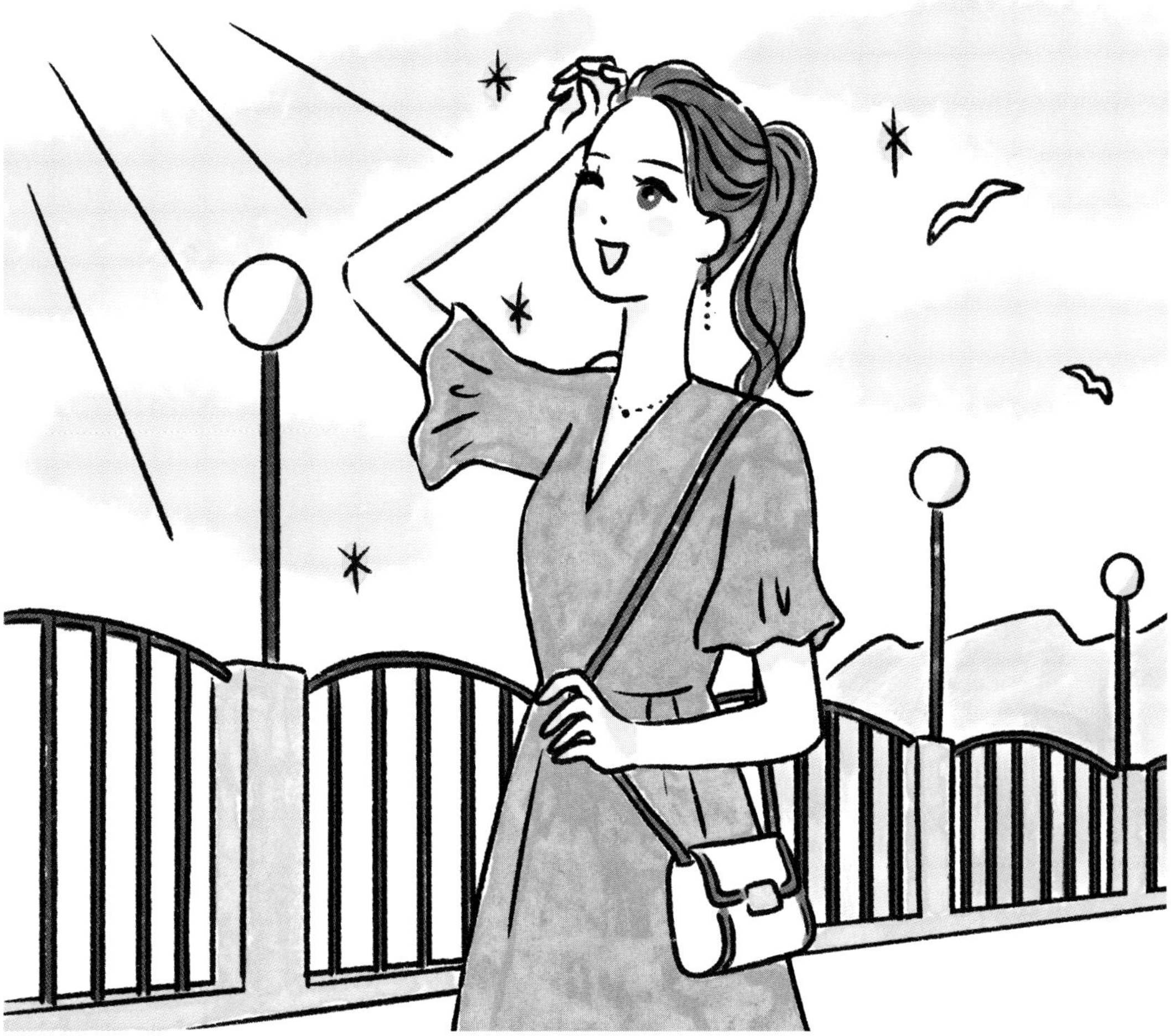

期待できるコラーゲン結合力

コラーゲンと他の成分を
しっかり結合し、
弾力のあるしなやかな
組織にする

column

コラーゲンとゼラチンの違い

コラーゲンは水に溶けませんが、長時間水と加熱すると水溶性のたんぱく質に変わります。これがゼラチンです。冷やすと固まる性質があり、ゼリーやプリンなどのお菓子づくりに使われています。

Part 2

シリカの実力を知る

シリカのデトックスパワー

シリカと一緒に重金属を体外へ。

体内を浄化し、体調を整える

私たちは空気を吸い、食事をして生きています。空気中には排ガスなどに含まれる有害物質が漂っていますし、水質汚染や残留農薬などによって食物にも微量の有害物質が入っている可能性があります。知らないうちに体内に重金属が溜まっている心配があるのです。

重金属が代謝によって適切に排泄されていない場合、皮膚の荒れや慢性疲労、不眠、免疫力低下などの体調不良を引き起こすことがあります。

そのような状態になったら、便秘解消や利尿作用を高めるなど、代謝によるデトックス機能を改善する必要があります。その際、効果を発揮するのがシリカです。シリカの摂取でデトックス作用が期待できるのです。マイナスに帯電しているシリカが、プラスに帯電している重金属をキャッチして、道連れにして体外に排出してくれると考えられています。シリカのデトックスパワーで体内を浄化し、重金属による体調不良を改善することが期待できます。

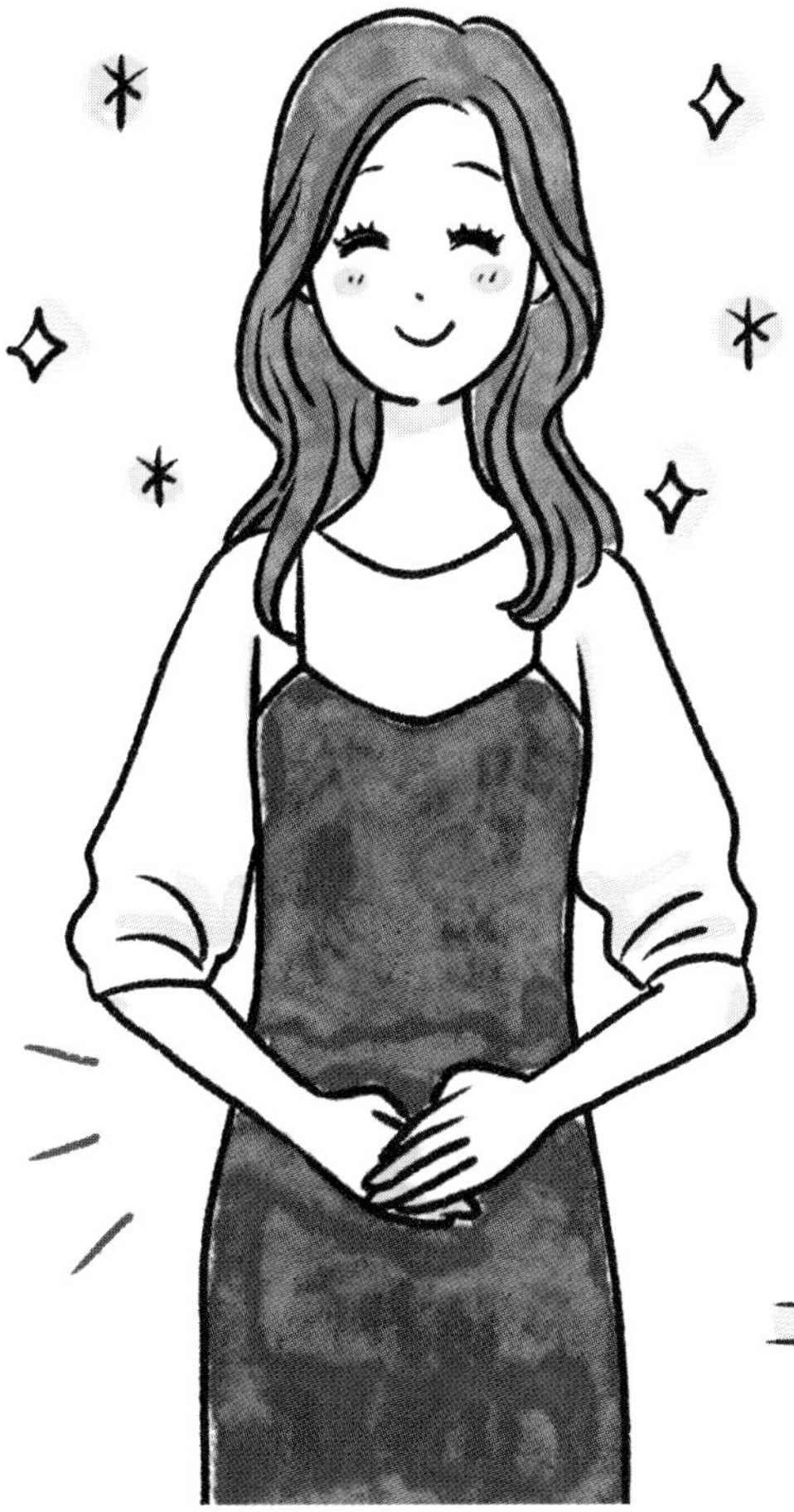

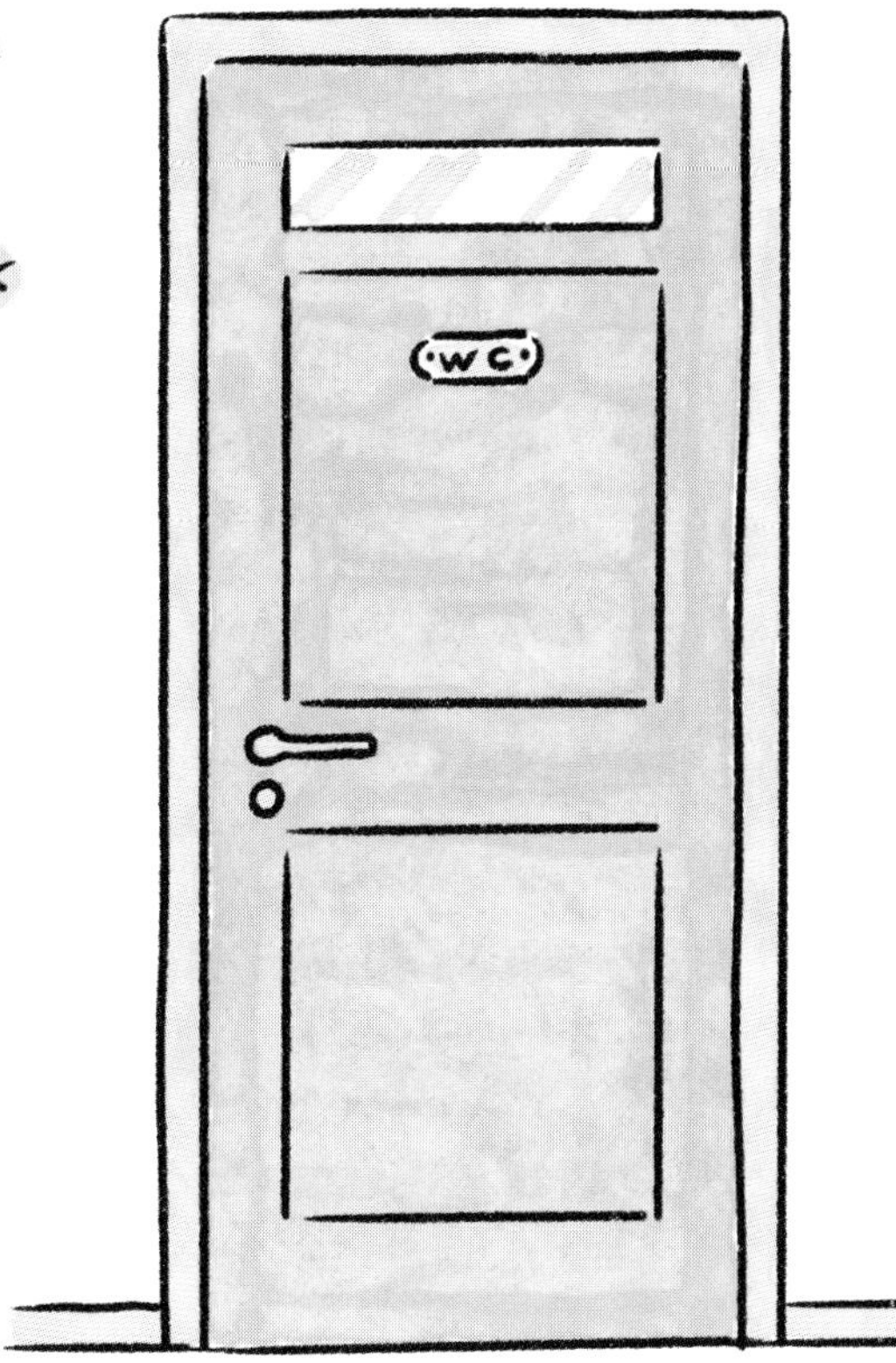

期待できるデトックス力《りょく》

体内の重金属を引き付けて、
体外に排出する

column

意外に身近な重金属汚染

有害とされる重金属は水銀、カドミウム、鉛などです。鉛の水道管から出る水道水や殺虫剤、電池、歯の詰め物（アマルガム）など、身の周りのものに含まれています。完全にシャットアウトするのは難しいですが、できる限り減らすことは可能です。

Part 2

シリカの実力を知る

シリカの抗酸化パワー

活性酸素を撃退し、疲労回復やアンチエイジングをサポート

空気から体内に摂り入れている酸素は、さまざまな刺激によって活性酸素に変化します。私たちの体内には抗酸化酵素など、活性酸素から身を守るシステムがありますが、加齢やストレス、紫外線などの影響で守り切れなくなると、体内のあちこちが酸化してさび付きます。

こうした酸化ストレスを防ぐには、紫外線を避け、ストレスを溜めないよう心掛ける他、抗酸化成分が含まれる食品を摂ることが大事。抗酸化成分にはビタミンA、C、Eの他、セサミン、カテキン、イソフラボン、リコピン、アントシアニンなど数多くあります。

そして、シリカには強力な抗酸化パワーがあります。不安定な活性酸素と結び付いて安定化させるのです。バランスの取れた食事にシリカをプラスすることで、慢性疲労や老化を防ぐ大きな力となるでしょう。

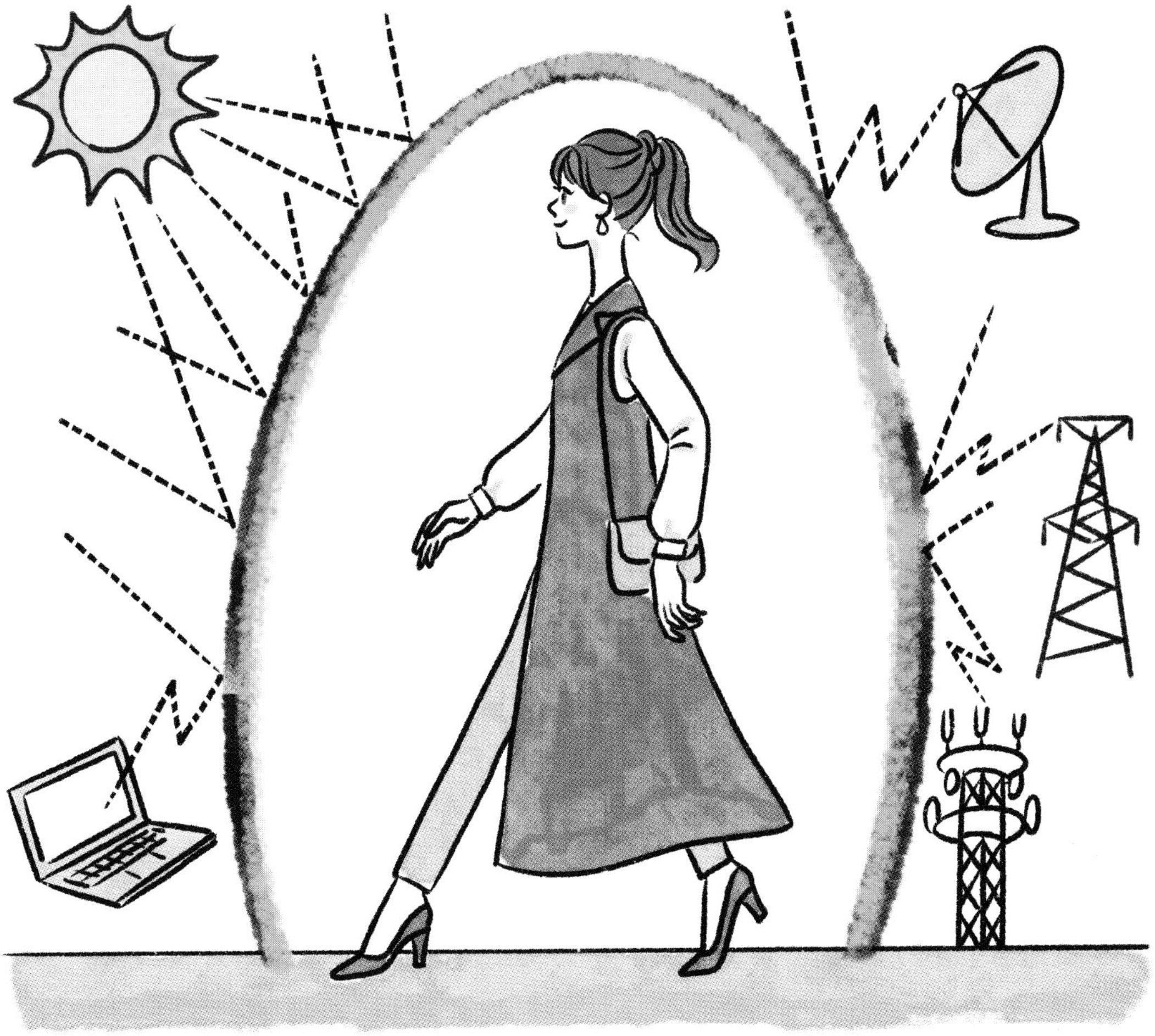

期待できる抗酸化力

活性酸素と結び付いて安定させ、
慢性疲労や老化をストップ

column

疲労と活性酸素

体がだるい、力が入らないなど、休息しても疲労感が何日も続くのは、過剰な活性酸素が原因かもしれません。細胞が活性酸素によってさび付くと、細胞の機能が低下して、血液によって運ばれた栄養を燃焼してつくり出すエネルギー量が減ってしまうのです。シリカの補給で活性酸素の活動を抑え、疲労回復に努めましょう。

Part 2

シリカの実力を知る

シリカの腸内環境改善パワー

善玉菌を増やし、食物繊維の働きを強化

新型コロナウイルスの流行などで、免疫力を上げることが注目されています。体内の免疫細胞がウイルスや細菌と闘ってくれるのですが、70％は腸に存在しています。腸は食べ物と一緒にウイルスや細菌が入り込む可能性のある場所で、多くの免疫細胞が腸壁の内側に待機して外敵に備えています。

腸管免疫の機能を高めるには、腸内環境を整えることが大事。腸内には約100兆個の腸内細菌が存在し、腸の運動を促す善玉菌、便秘や下痢を引き起す悪玉菌、どちらでもない日和見菌の3種類に分かれます。

腸内環境を整えるには、善玉菌を増やすことがポイントです。善玉菌である乳酸菌や酵母菌などを含むヨーグルトや納豆、ぬか漬けなどの発酵食品や、善玉菌の餌となる食物繊維を摂ることが重要です。

食物繊維の豊富な食品とともにシリカを積極的に摂取することで、食物繊維の働きを強化して腸内環境を整え、免疫力をアップしましょう。

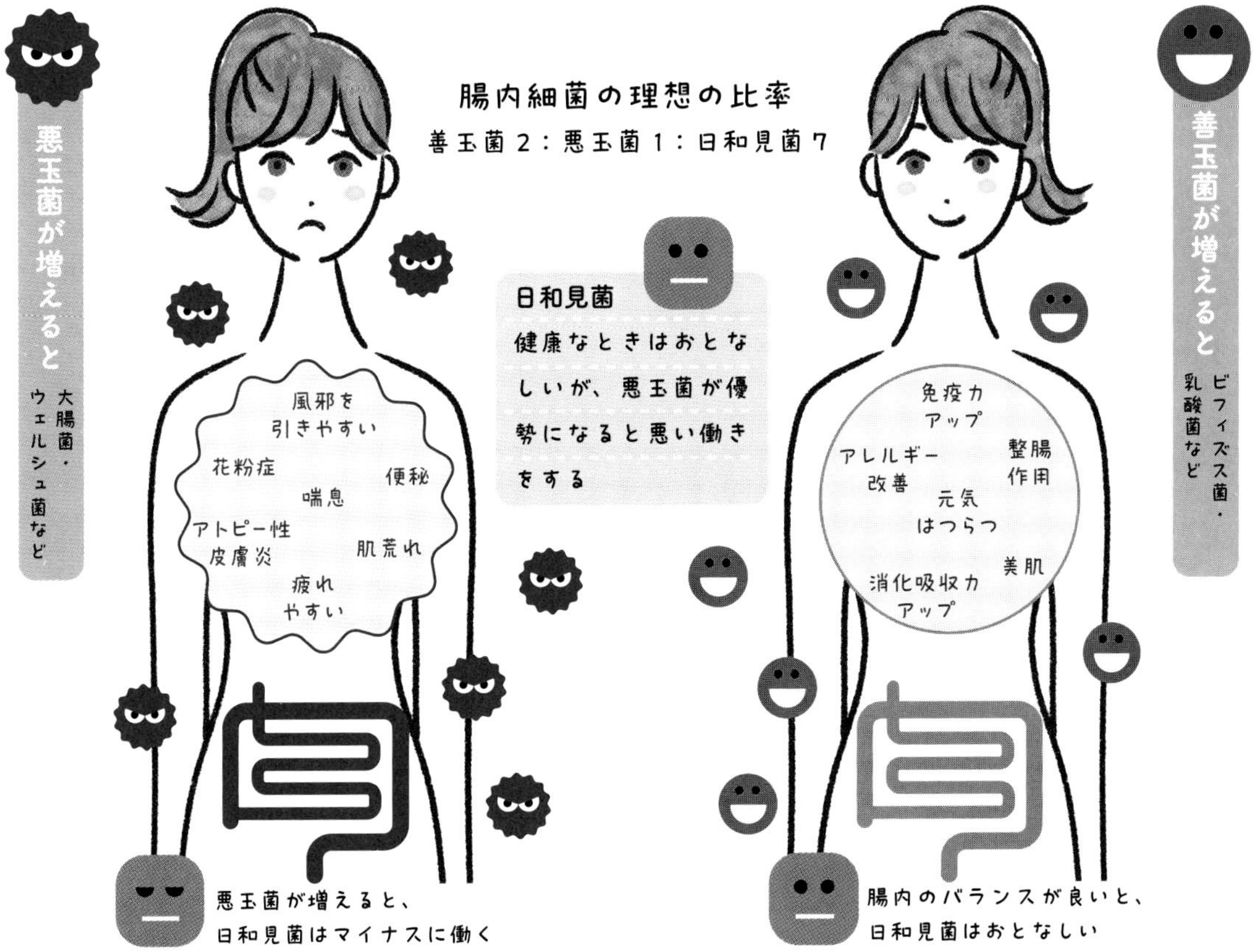

期待できる腸内環境改善力

食物繊維の働きをプッシュして
腸内環境を整え、
腸管免疫を高める

column

食物繊維には水溶性と不溶性がある

水溶性食物繊維は水に溶けてゼリー状となり、糖質の吸収をおだやかにして血糖値の上昇を防ぎます。不溶性食物繊維は、水分を吸収して便のかさを増し、大腸を刺激して便秘を解消する役割を果たします。

Part 2

シリカの実力を知る

シリカの新陳代謝パワー

血管をしなやかに保ち、血行を良くして新陳代謝を促進

私たちの体は、毎日少しずつ古い細胞が新しい細胞に入れ替わっています。例えば、皮膚は約1カ月、赤血球は約4カ月、骨は約5カ月で新陳代謝が行われて入れ替わっているのです。

新陳代謝がスムーズに行われるためには、血流が良いこと、血管が柔軟で丈夫なことがポイント。血行が良くないと、細胞に酸素や栄養が行き渡りません。血管が老化して弾力性がなくなると、狭くなって血液の流れが悪くなり、詰まりやすくなるのです。

新陳代謝がスムーズに行われないと、肌がくすみ、小じわができるなど肌の老化が進行。髪にツヤがなくなり、爪が割れやすくなるなど美容に悪影響を及ぼします。手足の冷えや肩こりなど不快な症状も出てきます。

シリカには血管をしなやかに保つ作用があります。シリカを摂取することで血管が柔軟で丈夫になり、末端の毛細血管まで酸素や栄養が届けられ、全身の新陳代謝が活発になるでしょう。

私たちの体の細胞は、新陳代謝で毎日入れ替わっています！

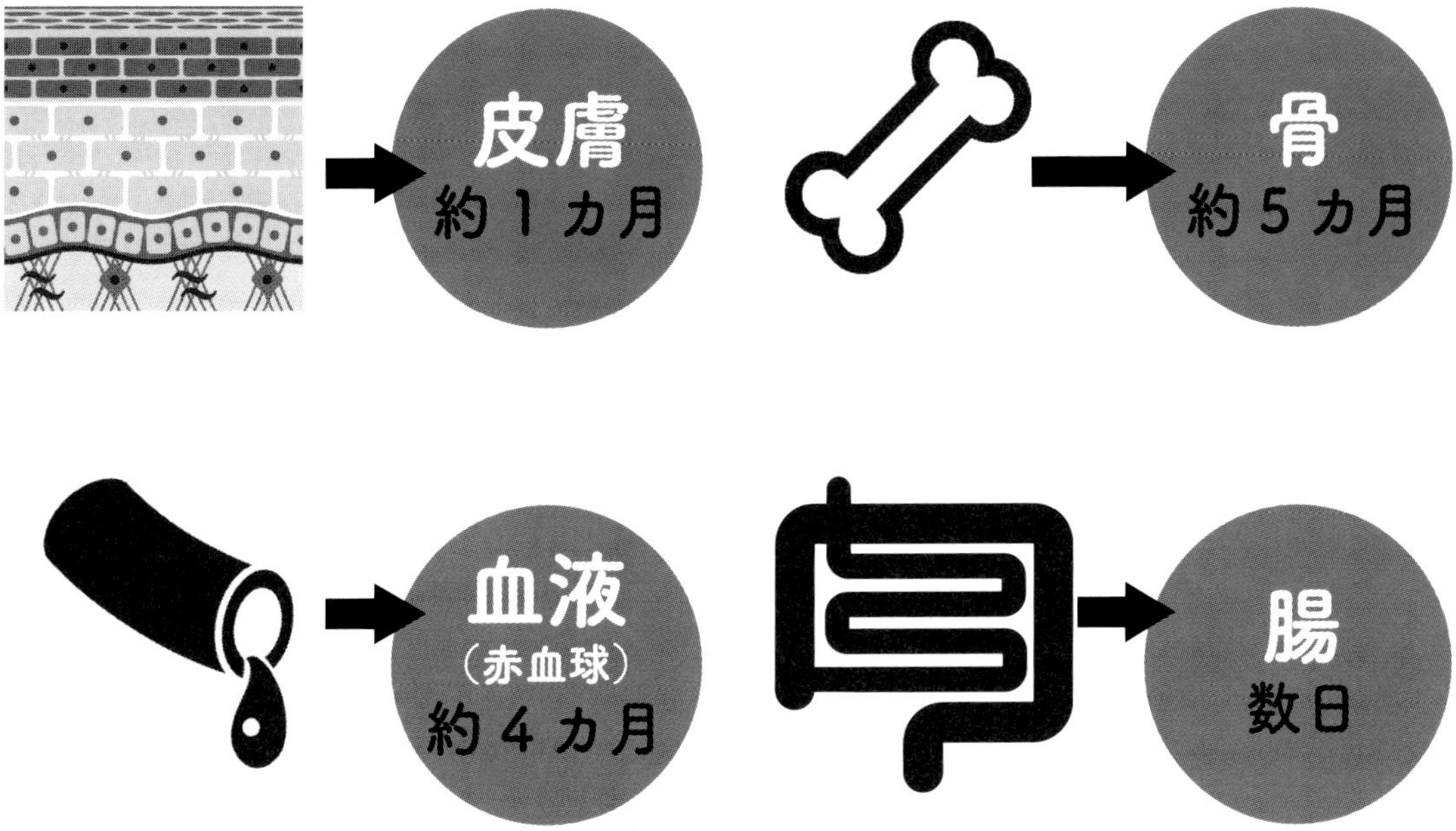

期待できる新陳代謝力

新陳代謝を促して
若さをキープ

column

新陳代謝を活発にする生活習慣

新陳代謝のスピードは年齢とともに低下していきます。新陳代謝が衰えれば古い細胞が残り続け、外見も老けて見えてしまいます。バランスの良い食事や十分な睡眠など新陳代謝を活発にする生活習慣を実践することで、数年後、数十年後に年齢よりも若々しくいられるようにしましょう。

シリカは大切なミネラル

不足すると体にさまざまな不調が起こる

ミネラルとは、人間の体を構成する主な4元素（酸素、炭素、水素、窒素）以外のすべての元素を指します。ミネラルが体内に占める割合は4％程度と微量ですが、生きるために不可欠な栄養素です。

たんぱく質、炭水化物、脂質、ビタミン、ミネラルは五大栄養素と呼ばれています。たんぱく質は筋肉など体をつくる材料となり、炭水化物や脂質は体を動かすエネルギーに、ビタミンは体調を整える役割があるとされています。しかし、いずれもミネラルの補助なしにはうまく機能しません。

ミネラルが不足すると、さまざまな不調が現れてきます。鉄が不足するとめまいや頭痛などを招きやすくなります。反対にサプリメントなどで単一ミネラルを摂り過ぎると、過剰症や中毒を起こす場合もあるので注意が必要です。ミネラルは体内で合成できないため、食事で摂らなければいけません。偏りのない食事で多様なミネラルをバランス良く摂ることが大事です。

多量ミネラルとは？	・歯や骨をつくる ・電解質として浸透圧を調整する ・神経や筋肉の機能を調整する
多量ミネラルの種類	欠乏症
Mg（マグネシウム）	骨や歯の形成障害、虚血症、心疾患
K（カリウム）	疲労感、脱力感、高血圧
Na（ナトリウム）	食欲不振、むかつき、嘔吐
Cl（塩素）	なし
Ca（カルシウム）	骨や歯の形成障害、 骨粗しょう症、テタニー症
P（リン）	骨や歯の形成障害
S（硫黄）	皮膚炎、爪がもろくなる

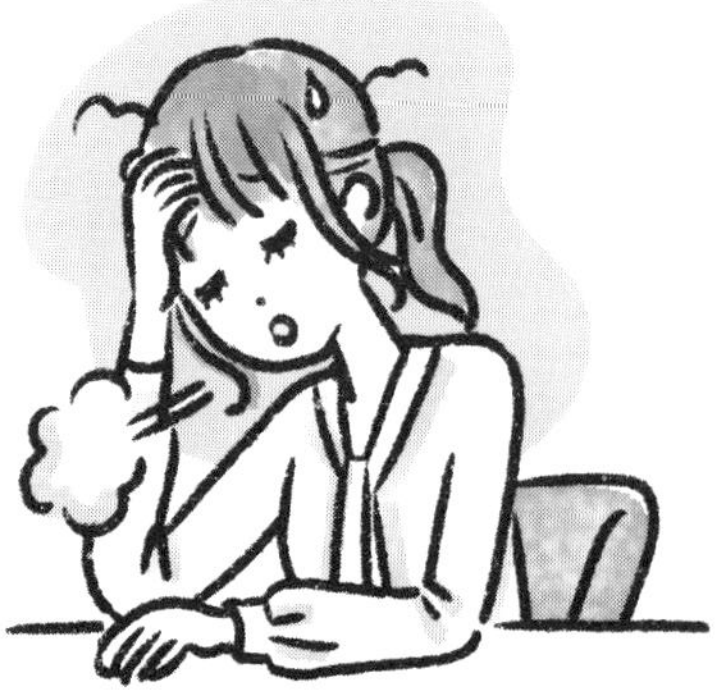

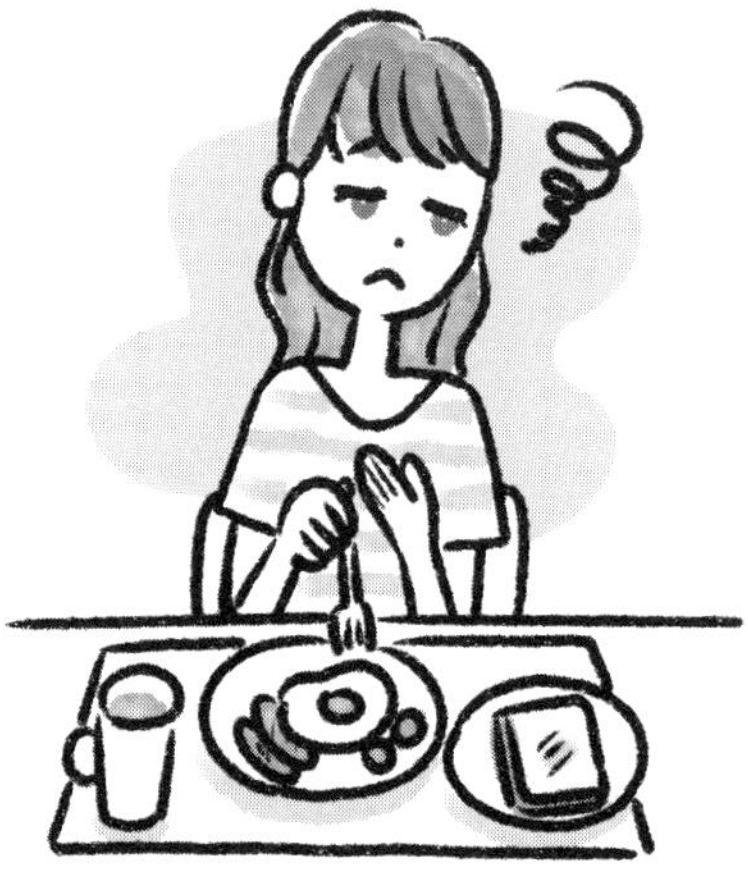

column

生命活動に必要な酵素とミネラルの関係

酵素は食べ物の消化・吸収など体の化学反応に必要な物質です。酵素は体内でつくられますが、半数以上がたんぱく質とミネラルとの複合体です。そうした酵素は、ミネラルがないと酵素として働くことができません。体内でつくられる酵素は加齢によって減少し、さらにミネラルを補充しないと働けない酵素が増えてしまい、消化・吸収や代謝がしっかり行えず、体調を崩す可能性があります。

シリカでミネラル不足を改善

現代の食生活ではミネラルが不足しがちに

現代人はミネラル不足です。私の診療所に来る患者さんの栄養状態をみても、炭水化物や脂質は摂り過ぎなのにミネラルは不足しています。原因の一つは、食物に含まれるミネラルが少なくなったことです。

農業が近代化され、農薬と化学肥料によって野菜や穀物が大量生産され、堆肥を使用していた時代に比べ土壌のミネラルが激減しています。当然、土壌で育つ作物に含まれるミネラルも減少。その作物を餌にする家畜のミネラルも少なくなります。農薬と化学肥料による農業は世界中で行われているので、私たちが口にする食物に含まれるミネラルは少ないのです。

さらに、インスタント食品や加工食品などに含まれる食品添加物も、ミネラル不足に追い打ちをかけます。例えばリン酸塩はハムや練り製品、スナック菓子などに使われる食品添加物ですが、ミネラルと結び付いて一緒に体外に排出させてしまうのです。また、リン酸塩の一つポリリン酸はファストフードなどに多く使われ、亜鉛の吸収を妨げてしまうことが知られています。

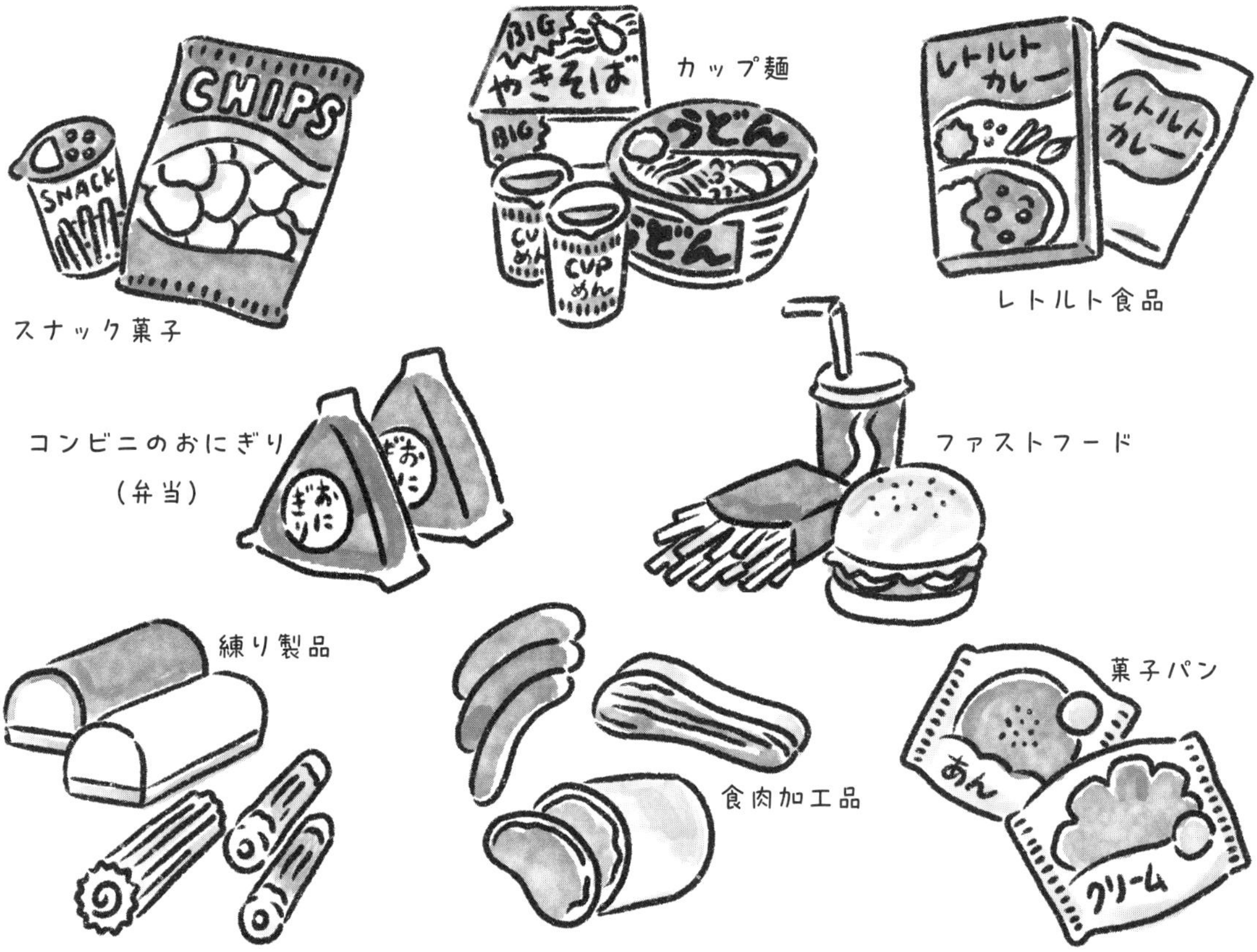

つまり、現代の食環境はミネラル不足にならざるを得ないといえるでしょう。

column

意識して「農《のう》・添《てん》・化《か》」の少ない食事を

農薬を多用した野菜、添加物や合成化学物質が含まれた加工食品などがあふれる現在の食環境を、私はわかりやすく「農・添・化」と呼んでいます。健康のためには、農薬使用を抑えている有機栽培の野菜を選んだり、加工食品を使わず自分で調理したりすることが大事になってきます。

Part 2 シリカの実力を知る

シリカは紫外線を活かして予防する

不足するとシミやシワが増えて老け見えの原因に

テレビの旅行番組などで、女優さんが冬でも日傘をさしているのを見たことありませんか。肌の大敵、紫外線から身を守ろうとしているのでしょう。

紫外線を浴びると、表皮の最下層の基底層にあるメラノサイトという細胞がメラニン色素をつくって紫外線を吸収して防衛します。ターンオーバーが順調なら垢となって剝がれますが、新陳代謝が遅くなってしまうと、色素が沈着してシミになります。

また、紫外線が真皮まで到達すると、真皮を構成するコラーゲンやエラスチンを劣化させ、シワやたるみが生じることになります。こうした紫外線によるダメージを「光老化」と呼びます。

シリカには新陳代謝を促してメラニン色素の沈着を防ぐ力があります。また、コラーゲンとエラスチンを結び付けてハリと弾力のある肌にすることが期待できるでしょう。

シリカ不足のまま「光老化」を放置すれば、どんど

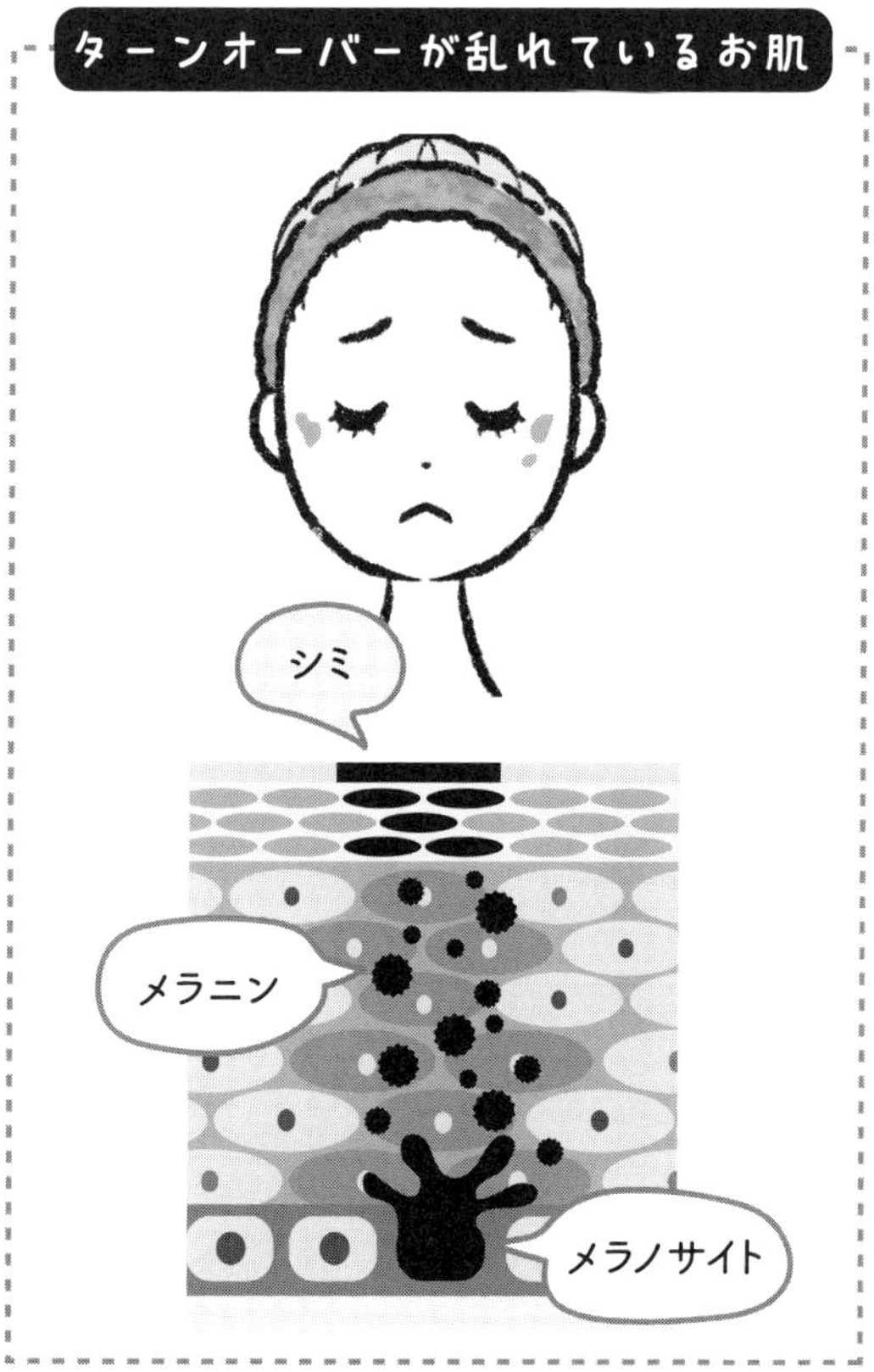

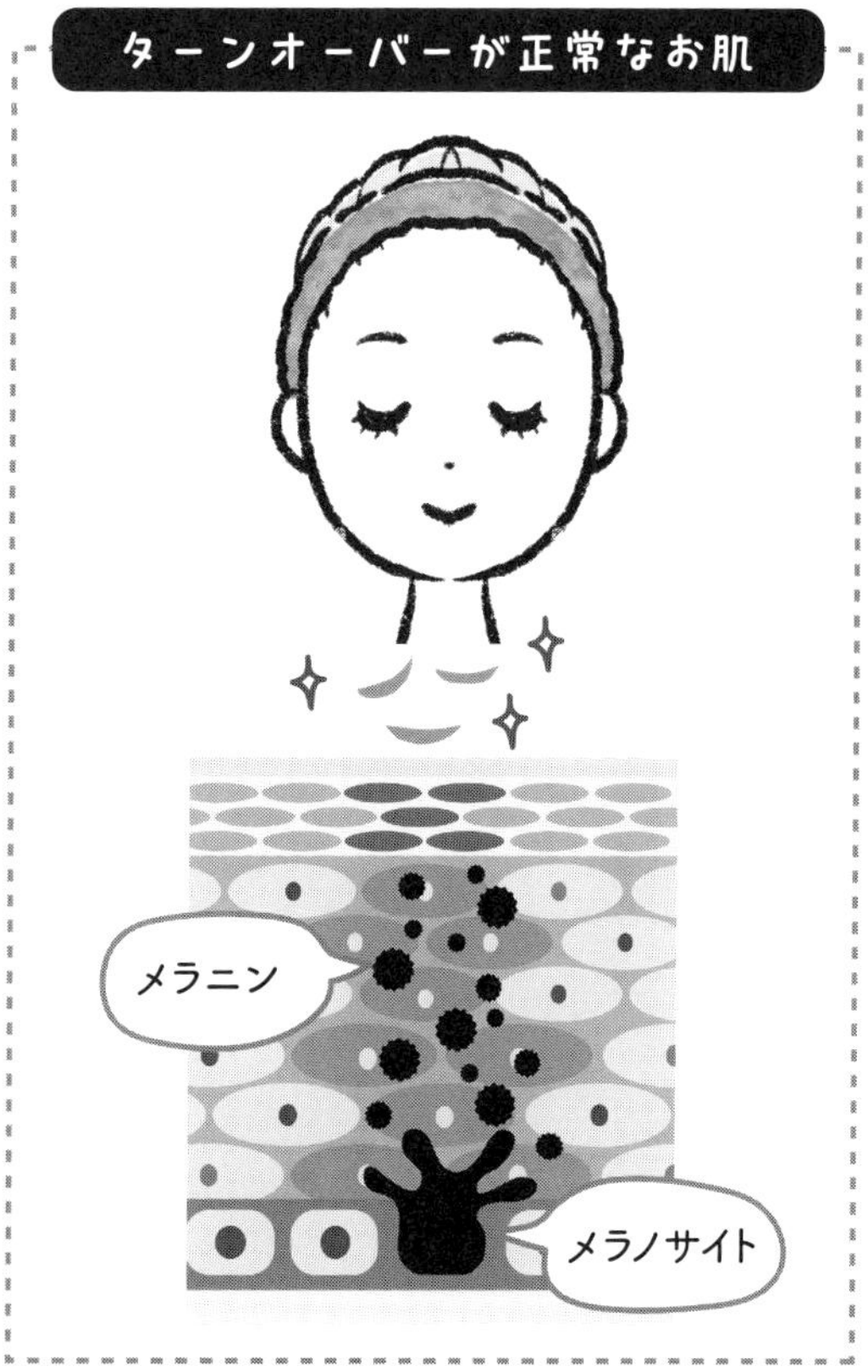

んエイジングが進んでしまいます。美のミネラルと呼ばれるシリカを補給して、若さと美しさを取り戻しましょう。

column

シリカは紫外線のメリットを活かし、デメリットを予防する!

紫外線にはシワやたるみの原因になるというデメリットだけでなく、体内でビタミンDを生成するというメリットもあります。シリカはカルシウムやビタミンDとともに、骨を丈夫にしたり、真皮の組織を強化して、デメリットの光老化を予防したりする効果が期待できます。

Part 2

シリカの実力を知る

シリカで健康寿命を延ばす

高血圧や動脈硬化のリスクが高まり、健康寿命が縮む？

日本は超高齢社会となり、自立して生活できる健康寿命をいかに延ばすかが課題となっています。健康寿命を縮めている原因の一つが生活習慣病で、高血圧、糖尿病、脂質異常症などが含まれます。糖尿病は、心筋梗塞や脳梗塞、網膜症、腎症などを招きます。その結果、麻痺が残ったり、透析が必要になったり、目が悪くなったり……。

シリカ不足は、生活習慣病の発症につながります。シリカが不足すると血管の弾力がなくなったり、コレステロールなどが血管内に溜まっても排出しなくなったりします。高血圧や動脈硬化が生じやすくなり、心筋梗塞や脳梗塞の心配も出てきます。

健康寿命を縮めるもう一つの大きな原因は身体機能の低下、つまり体の老化です。過剰な活性酸素が体内のあちこちをサビさせて、老化のスピードを速めます。シリカには強い抗酸化力があり、老化防止が期待できます。

健康寿命を延ばすには、シリカの摂取が重要なポイントになります。

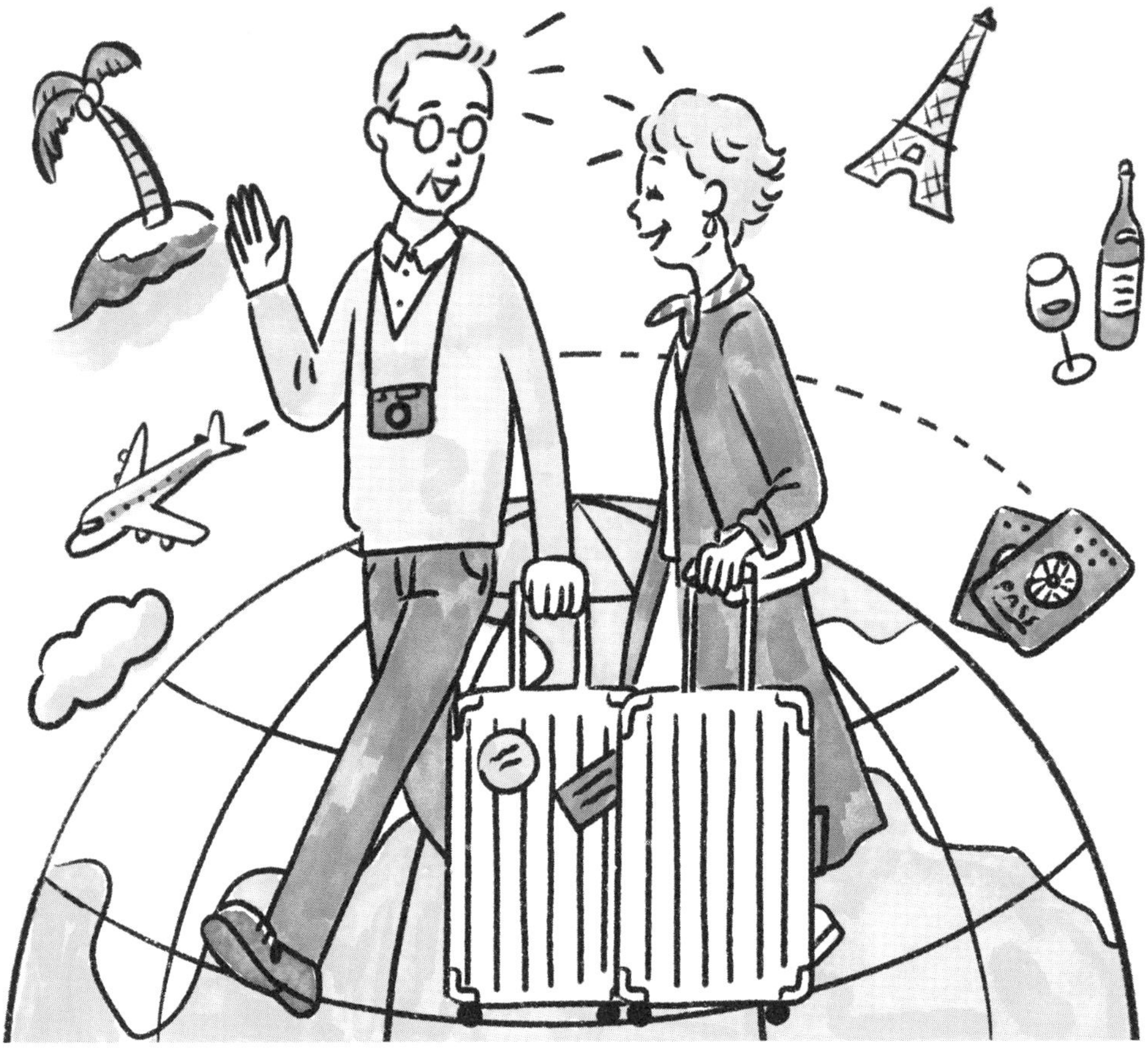

column

シリカ不足が要介護のリスクを高める？

2019年に厚生労働省が行った「国民生活基礎調査」によると、介護が必要になった主な原因として認知症が24・3％で1位となりました。

認知症の原因で一番多いアルツハイマー病は、アミロイドβが脳神経を壊すことで発症するとされています。アミロイドβが神経細胞を壊すとき、細胞内のエネルギーを生み出すミトコンドリアの活動も低下。活性酸素がミトコンドリアの機能低下の原因なので、抗酸化力のあるシリカの補充によってミトコンドリアを活性化させ、アルツハイマー病予防が期待できるという説もあるのです。

Part 2

シリカの実力を知る

和食でシリカを摂る

基本の「一汁一菜」玄米＋みそ汁でシリカをたっぷりと

シリカは土壌や海水中に含まれています。土壌や海水の養分を吸収して育つ農作物や海藻にはシリカが含まれていて、特に玄米や大麦、きびなどの雑穀に多いです。

私の診療所に来る発達障害の子どもたちに、給食に玄米のおにぎりを食べるよう指導しただけで、症状がかなり改善しました。玄米に含まれるシリカをはじめ豊富なミネラルが功を奏したものと考えられます。

日本人は主食がお米なので、精白米ではなく、五分搗きや七分搗きの米、玄米など胚芽が残ったお米にすることで、不足気味のシリカやその他のミネラルを摂取することができます。

また、シリカが豊富な食材でみそ汁をつくるのもおすすめです。昆布で出汁を取り、じゃがいもやさといもなどの根菜類、わかめなどの海藻、あさりなどの貝類などを具にすれば、シリカがたっぷり摂取できるでしょう。

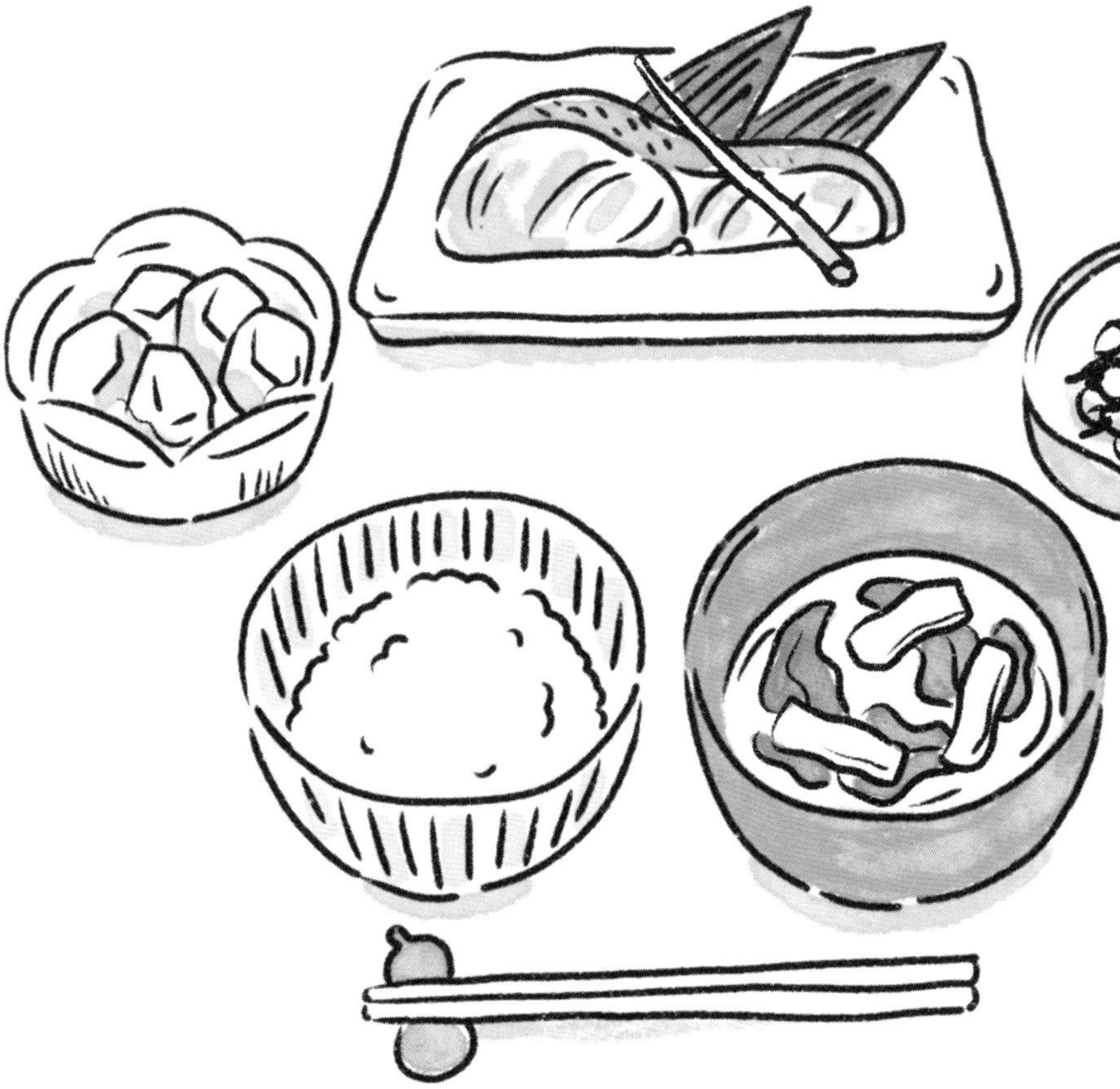

column

玄米が苦手なら、リゾットや炊き込みご飯などに

玄米は精白米よりも低カロリー、低糖質で、ビタミンやミネラル、食物繊維、そしてシリカが多く含まれています。玄米だけでもいいですし、もち麦など雑穀と混ぜて炊飯してもよいでしょう。玄米の硬い食感が苦手な場合、リゾットや炊き込みご飯などにアレンジすると、食べやすくなるかもしれません。

水からシリカを摂る

ナチュロパシーでは健康や美容に影響を与える水を重視

私は西洋医学だけではなく、中医学やその他の代替医療を含め、患者さんにとってベストな治療法を提案しています。ナチュロパシー（自然療法）は私が実践している代替医療の一つで、自然治癒力を引き出して心身のバランスを整え、根本治療を目指す療法です。

実は、私の娘がナチュロパシーに関心を持ち、オーストラリアの大学に進学し4年間学んできました。オーストラリアではナチュロパシーは医療の選択肢の一つであり、ナチュロパス（自然療法士）が治療に携わっているそうです。ナチュロパシーでは水を重視し、患者さんにどんな水をどれだけ飲んでいるのか、必ず問診で聞きます。

西洋医学でも水分補給の重要性は認識されています。水分不足は熱中症や脳梗塞、心筋梗塞などを引き起こす要因となるため、厚生労働省もこまめな水分補給を推奨しています。

しかし、水分量だけでなく、ナチュロパシーのよう

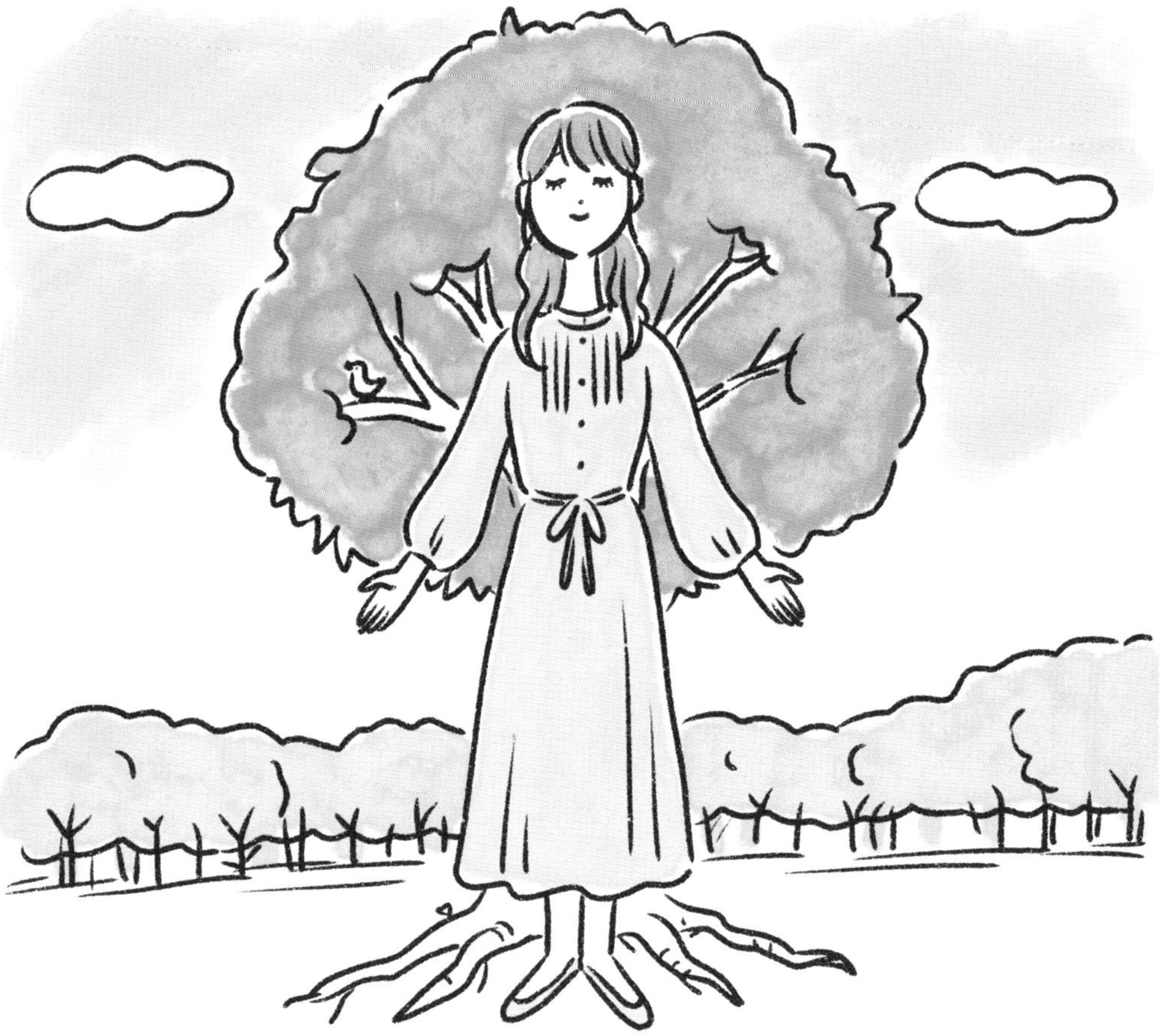

に水の質にも目を向けるべきだと、私は考えています。人間の体の60%は水分です。どんな水を飲んでいるのかは、健康や美容に大きな影響があると思います。

column

日本の水と欧米の水の違い

水にはミネラルが含まれていて、カルシウムとマグネシウムの含有率が低い軟水と含有率が高い硬水があります。日本は地中での滞留時間が短いので軟水になり、欧米では石灰質の地域を長時間かけて流れてくるので硬水になります。日本の水は、ミネラルは少ないですが、軟水で飲みやすく、水分補給にぴったりというメリットがあります。

Part 3

予防は毎日の食事から始まる

農薬や添加物の少ない食材を使った薬膳メニューを提供するカフェ

私は大学病院の救急部に勤務した後、脳神経外科医として働いていました。運ばれてくる患者に懸命に手術をしても、大きな後遺症が残ったり、脳死状態に陥ることもあり、治療よりも予防が大事だと感じていました。

そこで、予防医療について勉強を始め、2011年8月に故郷の山口県周南市に健康増進施設「トレーフル・プリュス」を開設。トレーフルとはフランス語で四葉のクローバーのことで、健康の3要素である「精神（心）・血流（運動）・栄養（食）」を、クローバーの3枚の葉に例えたのです。さらに、もう1枚の葉である海風診療所をプラスすることで、総合的に地域住民の健康をサポートしようと考えました。予防のために医療機関に来る人は皆無のため、遊びに来てもらえるような雰囲気を心掛け、1階にはカフェも開設。

予防医療の第一歩は毎日の食事からです。古代より中国では食事で健康維持を図る薬膳が定着していました。現代の予防医療にも通じる考え方だと思います。

	緑	赤	黄	白	黒
極陰			亜熱帯性果物（パイナップル、パパイヤ、マンゴーなど）	食品添加物、化学調味料、白砂糖など	黒焼（玄米、梅干、昆布、熊笹）
陰	ピーマン、レタス	 トマト、人参、スイカ	とうもろこし、大豆、たけのこ、さつまいも	白米、精白小麦、精製小麦粉で作られたパン・麺類、乳製品など	こんにゃく
中庸	小松菜、ブロッコリー、キャベツ、ネギなど	さくらんぼ、いちご、小豆	玄米、麦、粟、かぼちゃ、栗、日本の柑橘類	五分搗き米、全粒粉のパスタ、大根、蓮根、玉ネギ、白菜、セロリ、川魚	そば、きのこ類、海藻類、黒胡麻
陽		近海魚（サケ、アジ、イワシ）、エビ、カニ、豚肉	チーズ 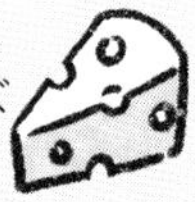	近海魚（タイ、ヒラメなど）、ごぼう	
極陽		牛肉、鶏肉、ハム、ベーコン、遠海魚（マグロ、サバ）	卵、ウニ	精製塩	

column

5彩色健康バランス法

古代中国では万物を陰陽五行に分類して考える自然哲学があり、食についても食材を5色に分けています。毎日の食事で、5つの臓器に対応する5つの色（白、黒、赤、黄、緑）の食べ物を摂れば、健康を維持できると考えられているのです。

私は陰陽五行に基づく薬膳にプラスして、栄養やミネラルバランスも考えた料理を「5彩色健康バランス法」と呼んで推奨しています。カフェで提供する他、料理教室も開いて家庭で再現できるようにしています。

Part 3

予防は毎日の食事から始まる

予防医療を広げるため健康マイスター制度を創設
ニコニコ・テクテク・カムカムで健康増進

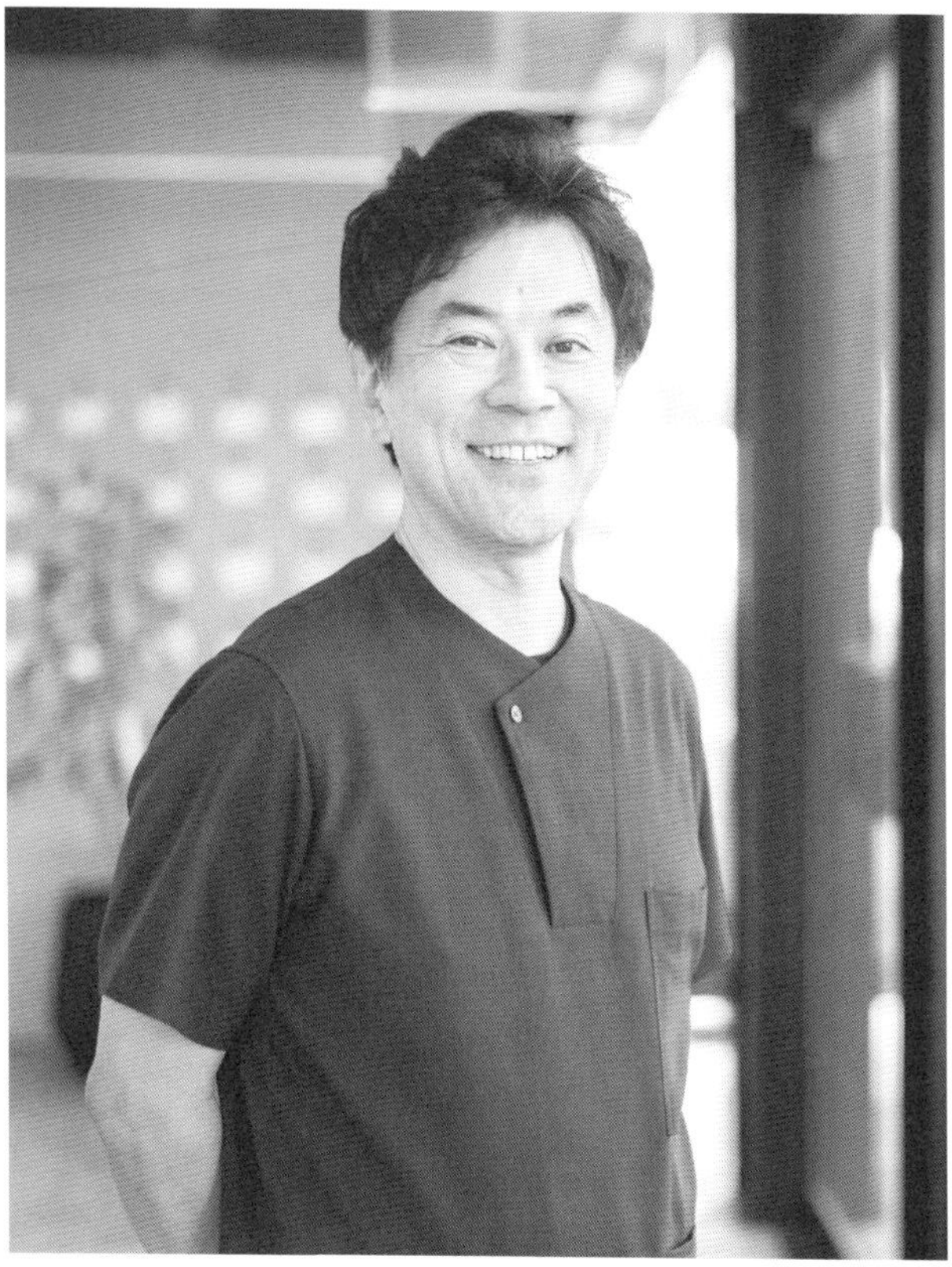
著者近影

私が館長を務める健康増進施設「トレーフル・プリュス」は、それぞれ健康増進のテーマを持った3フロアーに分かれています。テーマは当施設の健康増進の合言葉である「ニコニコ・テクテク・カムカム」です。

3階の一部はニコニコ、つまり心の健康を目指すフロアーで、カウンセリングルームNICOがあります。心理カウンセラーによるカウンセリングなどメンタルヘルスをサポートします。

3階の別の一部はテクテク、血流改善のための運動フロアーです。ドクターズ・フィットネスTECUでは、トレーナーが加圧トレーニングやヨガ、ピラティスなどを指導しています。

1階はカムカム、栄養を改善するフロアーです。ド

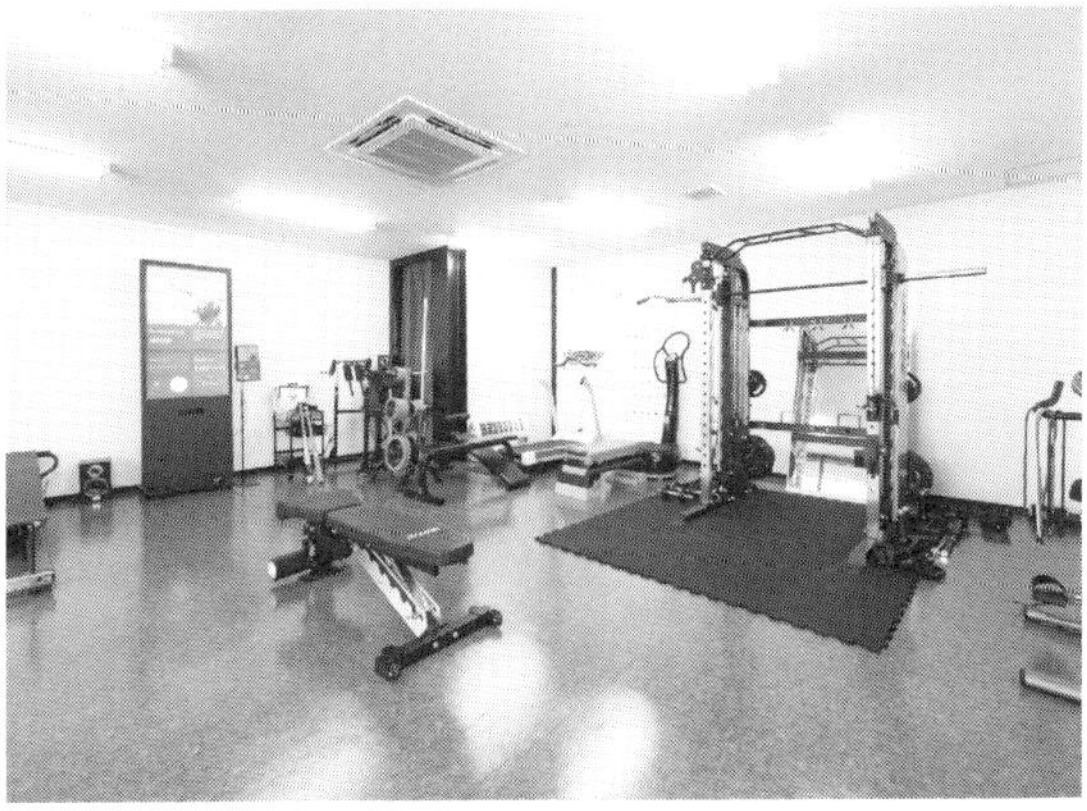
3階 ドクターズ・フィットネスTECU

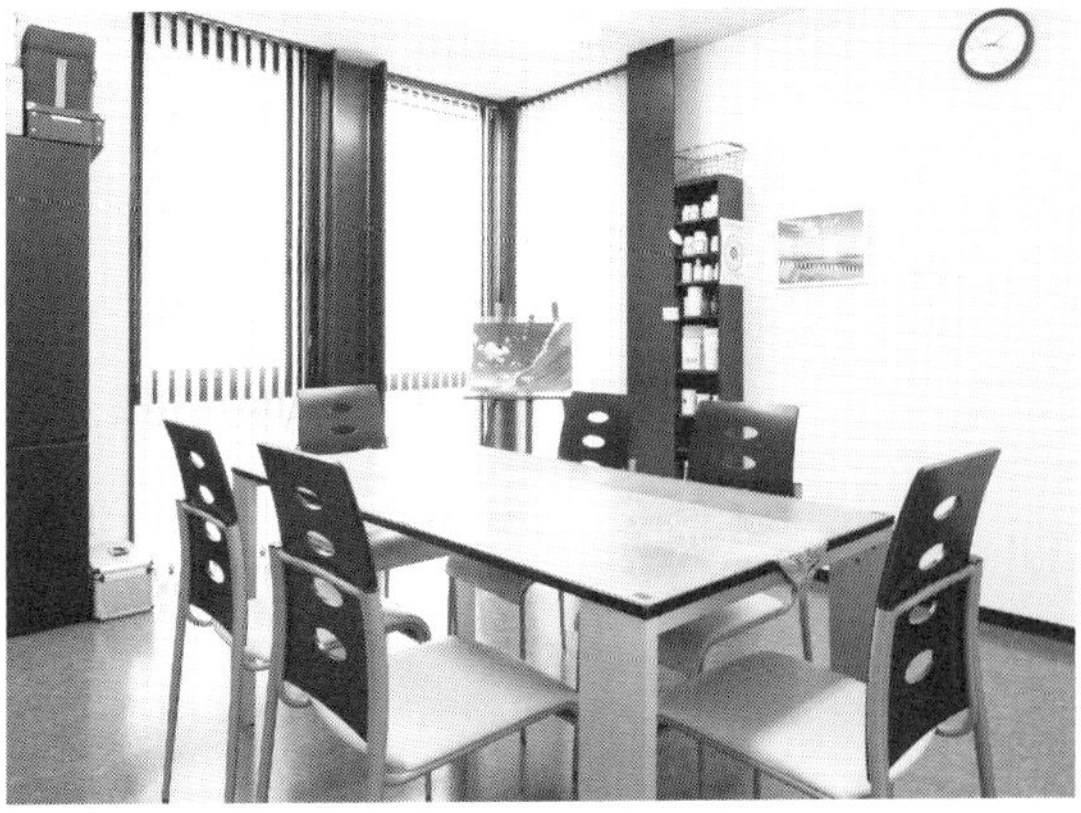
2階 カウンセリングルーム

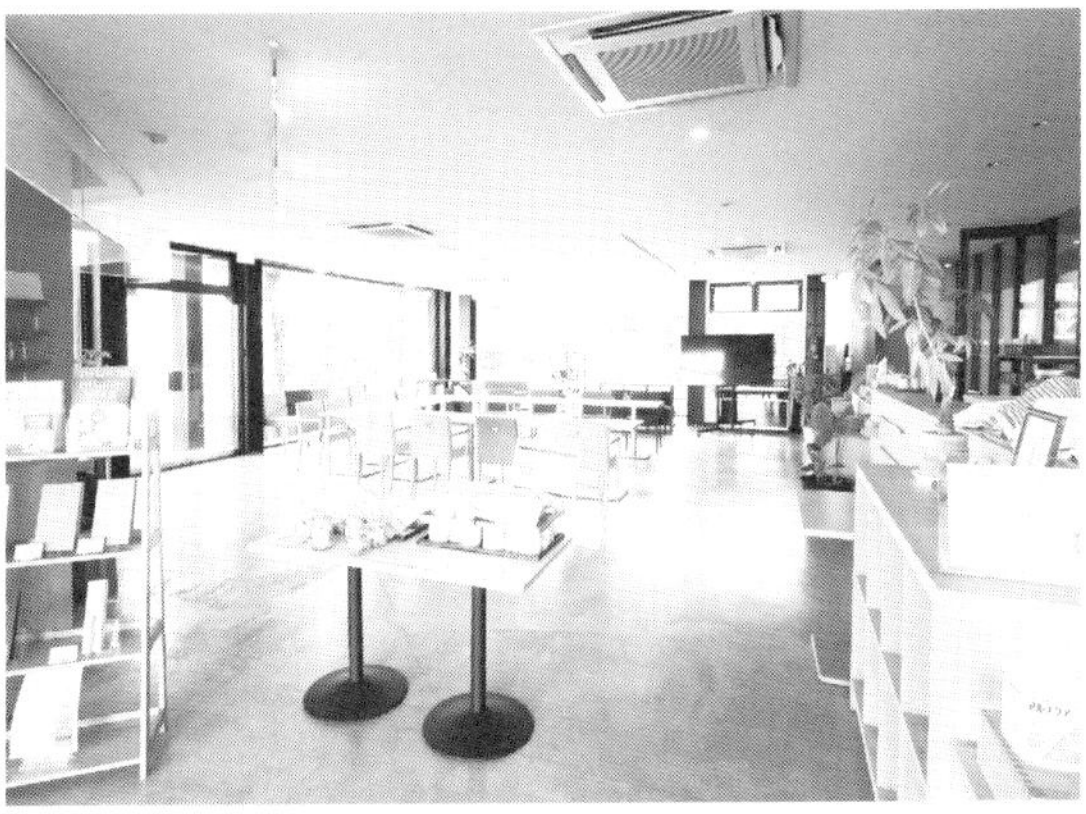
1階 ドクターズ・カフェCAMU

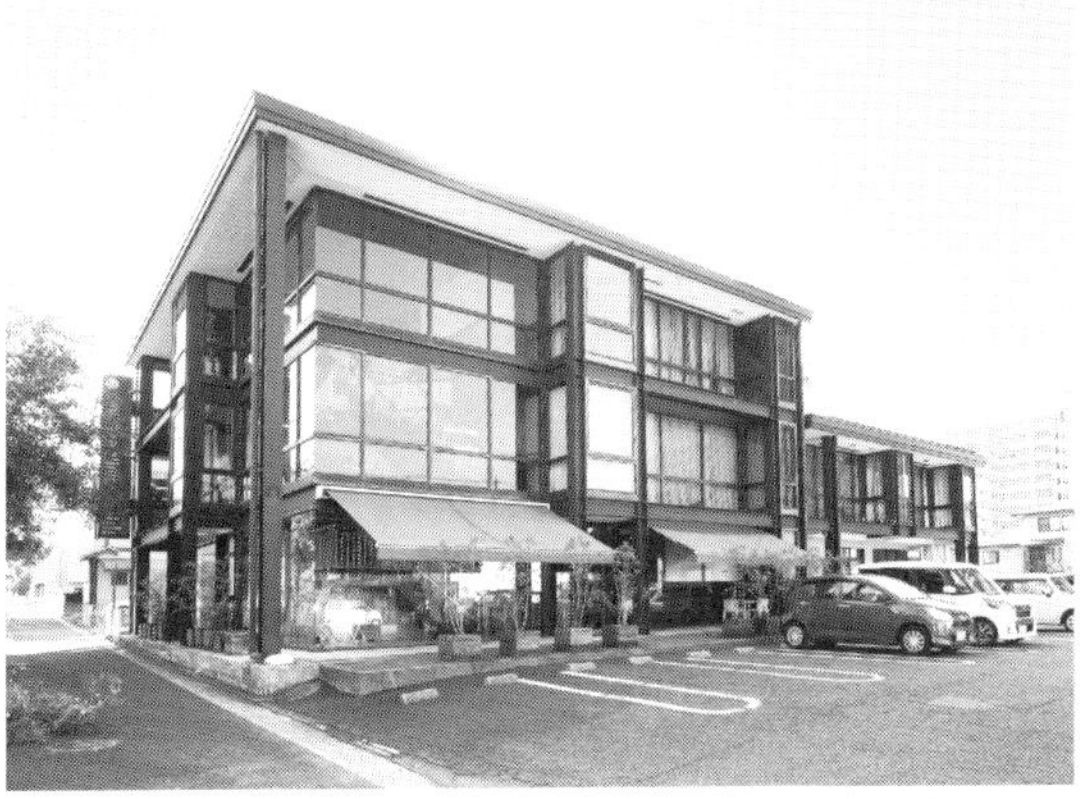
健康増進施設「トレーフル・プリュス」

クターズ・カフェCAMUでは、オーガニック食材を使って、ミネラルバランスなども考慮した料理を提供しています。

　こうした健康増進の取り組みを実践すれば病気の予防になります。そこで全国に健康増進の取り組みの実践者を増やそうと、健康マイスター協会という一般社団法人を立ち上げ、健康マイスター制度を創設しました。養成講座で「ニコニコ・テクテク・カムカム」について専門知識を学んでもらい、資格試験に合格後は自らが健康増進の取り組みを実践する他、医師や歯科医師など医療専門家と連携して家族や友人、従業員など周囲の人たちの健康増進の支援を行います。健康マイスターは医療専門家と身近な人々との橋渡し役といえるでしょう。

　健康増進にミネラルやシリカの知識は大いに役立つはずです。一人でも多くの人に予防医療の重要性、シリカの大切さに気付いていただくことを願っています。

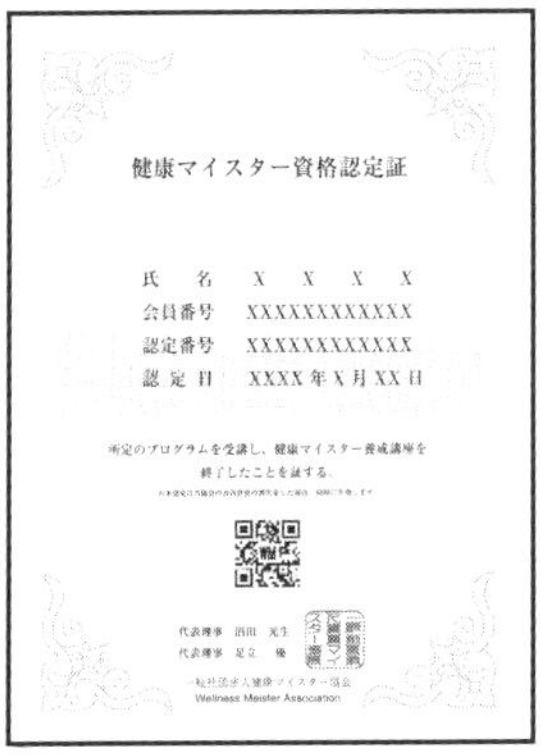
健康マイスター資格認定証

氏　名　X X X X
会員番号　XXXXXXXXXXX
認定番号　XXXXXXXXXXX
認定日　XXXX年X月XX日

健康マイスター資格認定証

参考文献

『ケイ素でキレイになる!』山野井 昇 著／現代書林
『水溶性ケイ素の健康・美容力』栄養書庫編集部 著／栄養書庫（ニュートリエントライブラリー）
『作物の栄養生理最前線』渡辺和彦 著／農山漁村文化協会
『美肌の教科書』川島 眞 監修／主婦と生活社
『美しい爪 健康な爪 基礎知識』川合美絵 著、東 禹彦 監修／合同フォレスト
『大人のヘアケア再入門』吉木伸子 著／青春出版社
『髪をあきらめない人は、3つの生活習慣をもっている』浜中聡子 著／学研プラス
『スタンフォードの眠れる教室』西野精治 著／幻冬舎
『睡眠と健康』宮崎総一郎・林 光緒 著／放送大学教育振興会

美《び》と健《けん》康《こう》のシリカ

2024年6月5日　初版第1刷

著　者　沼田光生《ぬまたみつお》
発行者　松島一樹
発行所　現代書林
〒162-0053　東京都新宿区原町3-61 桂ビル
TEL／代表　03（3205）8384
振替00140-7-42905
http://www.gendaishorin.co.jp/

ブックデザイン　岩永香穂（MOAI）
イラスト・図表　にしだきょうこ（ベルソグラフィック）
カバーイラスト　ソウノナホ
編集協力　関口章子・堺ひろみ
DTP　岩井峰人

印刷・製本：（株）シナノパブリッシングプレス
乱丁・落丁本はお取り替えいたします。
定価はカバーに表示してあります。

ISBN978-4-7745-1976-0 C0047